Prof. Dr. med. Matthias Sachsenweger
Rote und trockene Augen

Prof. Dr. med. Matthias Sachsenweger

Rote und trockene Augen

Verlag Gesundheit
MEDICUS

Zum Thema Augenerkrankungen sind bereits erschienen:
Matthias Sachsenweger, Laser contra Brille: Neue Chancen bei Fehlsichtigkeit, ISBN 3 333 00761 4
Matthias Sachsenweger, Hilfe, mein Kind schielt! Ein Ratgeber für Eltern, ISBN 3 333 01018 6
Matthias Sachsenweger, Der Grüne und der Graue Star, ISBN 3 333 01030 5

Die Deutsche Bibliothek – CIP-Einheitsaufnahme

Sachsenweger, Matthias:
Rote und trockene Augen / Matthias Sachsenweger. – Berlin : Verl.
Gesundheit, 1999
(Medicus)
ISBN 3-333-01040-2

Umschlaggestaltung: Costanza Puglisi, Klaus Meyer
Umschlagfoto/Titelbild: ALCON PHARMA GMBH, Freiburg i.B.
Satz: Utesch GmbH, Hamburg
Druck und Verarbeitung: Kösel GmbH, Kempten
Printed in Germany 1999

ISBN 3-333-01040-2

Gedruckt auf alterungsbeständigem Papier
mit chlorfrei gebleichtem Zellstoff

Inhaltsverzeichnis

Einleitung

Ein hochempfindliches Sinnesorgan

Das Auge ist mit seinem Gewicht von etwa 7,5 Gramm ein sehr leichtes und kleines Organ unseres Körpers, dafür aber um so empfindlicher gegenüber äußeren Störfaktoren, krankheitsauslösenden Prozessen und unvorsichtigem Manipulieren. Fehldiagnosen und falsche oder ausbleibende Behandlungen können schon nach sehr kurzer Zeit verheerende Folgen haben, denn jeder anfänglich harmlos erscheinende, eng begrenzte Krankheitsprozeß kann sich rasch ausdehnen und zu schweren Komplikationen führen.

Entsprechend der Bedeutung unseres Augenlichts ist es nur allzu verständlich, daß Menschen äußerst besorgt reagieren, wenn es bedroht scheint oder wenn das Sehorgan erkrankt. Der Wiener Augenarzt Joseph Beer – erster Vertreter der wissenschaftlichen Augenheilkunde, nach dem eine wichtige Form des Sehnervschwundes benannt wurde – bezeichnet 1813 unser Augenlicht zu Recht als *„das edelste Geschenk der Schöpfung"*.

In diesem Büchlein wird das vielschichtige Bild und der gesamte Symptomenkomplex des roten Auges für medizinisch Interessierte und Betroffene allgemeinverständlich dargestellt, damit Beschwerden am Auge richtig gedeutet und rechtzeitig ein Augenarzt aufgesucht werden kann.

Ein rotes Auge hat vielfältige Ursachen

Die Rötung der Augen entsteht unabhängig von ihrer Ursache immer durch eine verstärkte Füllung bzw. Erweiterung der Blutgefäße in der oberflächlichen Bindehaut. Hinzu kommen Fremdkörpergefühl, Jucken, Kratzen und Tränenfluß, und das Auge reagiert überempfindlich auf Licht. Auf das sogenannte trockene Auge, an dem in Deutschland etwa 8 bis 10 Millionen Menschen leiden und das zu immer wiederkehrenden Beschwerden mit Rötung und Fremdkörpergefühl führt, wird besonders eingegangen. Es ist das häufigste Krankheitsbild in jeder Augenarztpraxis. Darüber hinaus wird dargestellt, wie Entzündungen, Allergien und Verletzungen sowie Veränderungen durch äußere Einflüsse zu geröteten Augen führen.

Aufbau des Auges

Auf kleinstem Raum liegen im Auge unterschiedlich strukturierte Gewebe mit differenzierten Aufgaben beieinander (Abbildung 1).

Zu den Anhangsgebilden (Adnexen) des Auges gehören die *Bindehaut* (Konjunktiva), das *Oberlid* und das *Unterlid* mit Wimpern, Augenbrauen und Lidmuskeln, die *Tränendrüse*, die *ableitenden Tränenwege* mit Tränenkanälchen, Tränensack und Tränennasengang sowie die *Augenhöhle* (Orbita).

Reizung der Bindehaut

Die normale Bindehaut ist durchsichtig, auf der Lederhaut verschieblich und nur von wenigen Gefäßen durchzogen. Bei Reizungen nimmt sie eine hellrötliche Färbung an. Man spricht dann unabhängig von der Ursache vom *roten Auge*. Da die Bindehaut und die Lederhaut entwicklungsgeschichtlich miteinander verwandt sind, erkranken sie auch nicht selten gemeinsam.

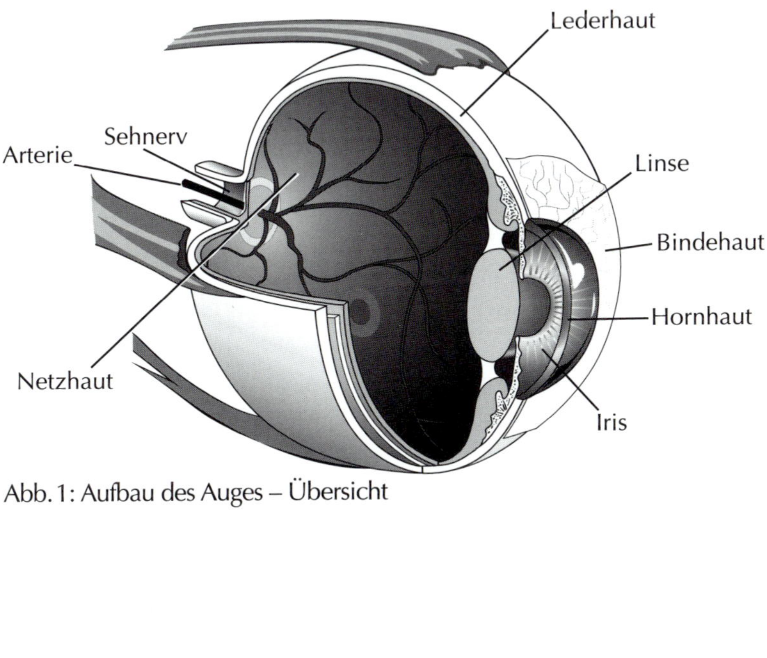

Abb. 1: Aufbau des Auges – Übersicht

Die Lider dienen zum Schutz des Augapfels. Sie können bei Gefahr blitzschnell geschlossen werden – eine Bewegung, die als *reflektorischer Lidschluß* bezeichnet wird. Fünf- bis 10mal in der Minute erfolgt ein *unwillkürlicher Lidschlag*, der wie ein Scheibenwischer beim Auto das Sekret der Tränendrüse, die am äußeren oberen Rand der knöchernen Augenhöhle liegt und von außen nicht sichtbar ist, gleichmäßig auf der Hornhaut verteilt und sie regelmäßig befeuchtet. Dieser Lidschlag ist sehr wichtig, da er den Tränenfilm immer wieder neu aufbaut und das Auge benetzt: Der *Tränenfilm* schützt das Auge vor dem Austrocknen und „schmiert" dessen Oberfläche. Der Hauttalg, der von den Lidranddrüsen gebildet wird, verhindert einen vorzeitigen Tränenabfluß und schützt den Tränenfilm vor Verdunstung. Das schleimige Sekret der Bindehautdrüsen dient zum Anfeuchten des Auges, verleiht ihm die glänzende Oberfläche und bindet die Tränenflüssigkeit. Augenbrauen und Wimpern halten Staub und Schweiß ab.

Lidschlag feuchtet Auge an

Die sehr feste Augenhülle besteht aus zwei Anteilen, der weißen, undurchsichtigen *Lederhaut* (Sklera) und der durchsichtigen, klaren *Hornhaut* (Kornea). Bei Entzündungen in diesem Bereich und in den tieferen Augenabschnitten ist das Auge ebenfalls rot, und zwar vorwiegend dunkelrot und vorzugsweise am Übergang zwischen Hornhaut und Lederhaut. Die Unterscheidung dieser Reizung von der oben beschriebenen Bindehautreizung ist in der Praxis sehr wichtig und erlaubt Aussagen über die Lokalisation der Entzündung.

Verschiedene Formen der Reizung helfen bei der Diagnose

Die mittlere Schicht des Auges ist die *Gefäßhaut* (Uvea), die sich aus der Regenbogenhaut (Iris), dem Ziliarkörper und der Aderhaut zusammensetzt. Die Aderhaut ist für die Ernährung der *Netzhaut* (Retina), d. h. der inneren Nervenschicht verantwortlich. Der *Ziliarkörper*, ein von außen nicht sichtbarer, ringförmiger Muskel, bildet das *Kammerwasser* und vermag durch seine Kontraktion die Brechkraft der *Linse* zu verändern. Die Menge des einfallenden Lichtes und die Tiefenschärfe werden wie bei der Blende in einem Fotoapparat

Im Aufbau wie eine Kamera

durch die Regenbogenhaut bzw. die von ihr gebildete *Pupille* reguliert.

Im Augeninneren befinden sich drei Kammern: Die *hintere Augenkammer* (Hinterkammer) nimmt das vom Ziliarkörper gebildete Kammerwasser auf, das durch die Pupille in die *vordere Augenkammer* (Vorderkammer) fließt. Von dort gelangt das Kammerwasser dann über den Kammerwinkel, der von der Iriswurzel und der Hornhautrückseite gebildet wird, aus dem Auge und in den Tränennasengang (Abb. 2). Der *Glaskörper* (Corpus vitreum) bildet den größten Teil des Augeninneren.

Betrachtete Objekte müssen durch den optischen Apparat des Auges (Hornhaut, Vorderkammer, Linse und Glaskörper) scharf auf der Netzhaut abgebildet werden, wo das Licht in biochemische und bioelektrische Impulse umgewandelt wird, um nach Weiterleitung über den Sehnerv in der Sehrinde des Gehirns verarbeitet zu werden.

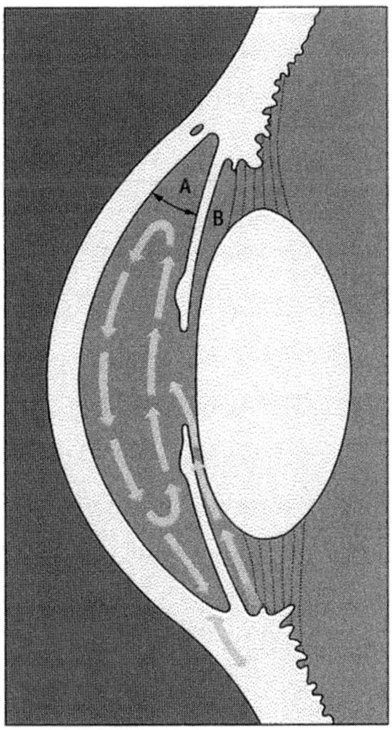

Abb. 2: Aufbau des Auges – Vordere (A) und hintere Augenkammer (B)

Entzündungen des Augenlides

Vom Hauttyp abhängig

Entzündungen und Rötungen des Lides kommen relativ häufig vor, nicht selten auch im Gefolge von Bindehautreizungen. Oft spielen eine gewisse Veranlagung und ein bestimmter Hauttyp eine Rolle. So neigen beispielsweise Menschen mit fettiger Haut (seborrhoischer Hauttyp) oder chronischen Hautproblemen häufiger zu Lidentzündungen als andere.

Da das Gewebe unter der Lidhaut relativ locker aufgebaut ist, wird sehr schnell Flüssigkeit eingelagert, und es entsteht ein *Lidödem*. Dies geschieht nicht nur bei Entzündungen der Lider, des Auges oder der Tränenorgane, sondern auch bei Lymphstauungen, Allergien (Heuschnupfen), Insektenstichen, Wurmbefall im Darm, Nierenerkrankungen und Schilddrüsenunterfunktion (Myxödem). Wenn die Ursache beseitigt ist, bilden sich Lidödeme immer wieder erstaunlich schnell zurück. Abzugrenzen ist dies von der altersbedingten Erschlaffung der Lidhaut.

Entzündungen der Lidhaut

Herpes des Augenlides

Herpes-simplex-Viren befinden sich bis zu 90 Prozent latent im Körper, oft schon nach einer Infektion im Kleinkindalter nach direktem Kontakt mit einer infizierten Person. Die Eintrittsstelle ist oft eine kleine oder kleinste Haut- oder Schleimhautverletzung. Durch Aktivierung der Viren entstehen kleine, gruppiert angeordnete, schmerzende Bläschen mit umschriebener Rötung und teilweise erheblicher Lidschwellung (Abbildung 3, siehe Farbbildteil). Oft treten schon vor der Bläschenbildung heftige Schmerzen auf. Die benachbarten Lymphknoten sind zuweilen geschwollen. Nach dem Eintrocknen der Bläschen heilt die Entzündung ohne Narben ab. Virostatische Augensalben beschleunigen den Heilungsprozeß.

In Gruppen angeordnete, schmerzende Bläschen

Zoster ophthalmicus

Der Zoster ophthalmicus ist eine Infektion des 1. Astes des Nervus trigeminus, eines bedeutenden Nerven im Kopf- und Gesichtsbereich, mit dem Varizella-Zoster-Virus (*Gesichtsrose*). Dieser 1. Ast, auch Nervus ophthalmicus (Augennerv) genannt, versorgt die rechts- bzw. linksseitige Kopf- und Gesichtshaut um das Auge herum sowie das Auge selbst, daher sind Auge und Lidhaut gleichermaßen betroffen. Die Erstinfektion mit dem Virus führt meist zu Windpocken (Varizella). Eine Zoster-Erkrankung ist Ausdruck einer erneuten Infektion oder der Aktivierung von latent im Organismus vorhandenen Erregern bei veränderter Körperabwehr und Immunitätslage.

Sehr starke Schmerzen

Nach einer Inkubationszeit von 7 bis 18 Tagen treten zu Anfang sehr starke Schmerzen im Ausbreitungsgebiet des befallenen Nerven auf. Nach einigen Tagen bilden sich eine Hautrötung sowie wasserklare, prall gefüllte Hautbläschen, deren Inhalt sich gelblich eintrübt, austrocknet und bräunlichgelbe Borken zurückläßt, die schließlich abfallen. Innerhalb von 3 Wochen ist der Zoster abgeheilt. Nicht selten bleiben Narben und ausgesprochen hartnäckige Narbenschmerzen zurück.

Schwere Folgen für die Augen möglich

Neben den Hauterscheinungen kommt es darüber hinaus zur Entzündung der Bindehaut, Hornhaut, Lederhaut, Netzhaut und Regenbogenhaut. Ferner steigt der Augeninnendruck, und es entstehen Vorderkammerblutungen, Augenmuskellähmungen und Sehnerventzündungen.

Eine Bindehautentzündung bei Zoster ophthalmicus ist fast obligat. Die Hornhaut ist mit 40 Prozent der Fälle besonders häufig beteiligt, vor allem, wenn die Haut im Bereich des Nasenrückens betroffen ist. Dabei fällt auf, daß bei äußerst starken Schmerzen die Empfindlichkeit der Hornhaut herabgesetzt ist, ein Phänomen, das als *Anaesthesia dolorosa* bezeichnet wird. Bei dieser Erkrankung muß daher unbedingt ein Augenarzt aufgesucht werden.

Bei Zoster ophthalmicus sollten Sie unbedingt zum Augenarzt gehen!

Die Behandlung eines Zoster ophthalmicus besteht in der Gabe virostatischer Tabletten. Die Hautbläschen werden mit zinkhaltigen oder virostatischen Pasten und Salben abgedeckt.

Die Prognose ist gut, auch wenn noch Jahre nach der Infektion äußerst hartnäckige Neuralgien bestehen können.

Entzündungen des Lidrandes

Schuppende Entzündungen des Lidrandes sind gewöhnlich außerordentlich hartnäckig und haben vielfältige Auslöser. Ursächlich spielen oft folgende Ausgangslagen eine Rolle (vergleiche Kapitel „Umweltbedingte Augenentzündungen – Reizkonjunktivitis"):

- ein seborrhoischer, d. h. fettiger Hauttyp mit Überfunktion der talgbildenden Lidranddrüsen,
- Brechungsfehler des Auges oder falsch angepaßte Brillen,
- Milbenbefall der Wimpern,
- Allergien,
- banale äußere Reize wie Staub, Rauch und Sonnenlicht sowie

- Unverträglichkeiten von Kosmetika oder deren falsche Anwendung.

Bei bakteriell bedingten Lidrandentzündungen näßt das Lid, die Wimpern neigen zur Verklebung, und oft liegen sogar kleinste Geschwüre vor. Die Lidränder sind dabei meist gerötet und entzündlich verdickt. Die Absonderungen trocknen ein und lassen gelbliche Krusten entstehen. Es besteht eine deutliche Neigung zum Auftreten von Gerstenkörnern.

Narbenbildung mit Lidfehlstellungen

Eine chronische Entzündung zerstört allmählich die Haarbalgwurzeln und führt zu Wimpernausfall oder zu Lidfehlstellungen mit am Auge schleifenden Wimpern.

Die Behandlung einer Lidrandentzündung besteht im Reinigen und Massieren des Wimpernbodens mit milden, nichtbrennenden Seifenlösungen, nachdem die Krusten und Schuppen im Lidbereich abgetragen wurden. Spezielle Mittel gibt es in der Apotheke. Danach können milde, desinfizierende, in schwereren Fällen auch kortisonhaltige Augensalben in Kombination mit Antibiotika angewandt werden.

Wichtig: Lidrandhygiene!

Bei einer Lidrandentzündung muß unbedingt nach der Ursache gesucht werden, um diese zu behandeln. Oft zieht sich der Verlauf über Jahre hin. Mitunter sollte ein Hautarzt konsultiert werden. Bei rechtzeitiger, erfolgreicher Behandlung können in den meisten Fällen Wimpernausfall und Lidfehlstellungen vermieden werden.

Entzündungen der Lidranddrüsen

Es gibt verschiedene Arten von Lidranddrüsen, die zum einen Talg, zum anderen Schweiß produzieren und unterschiedlich tief im Gewebe liegen. Ist der Ausführungsgang einer oberflächlichen, unmittelbar an den Haarbälgen der Wimpern im Bereich des äußeren Lidrandes gelegenen Drüse verstopft, kommt es zu einer Entzündung, die als *Gerstenkorn* (Hordeolum, Abbildung 4a) bezeichnet wird. Bei einer Entzündung

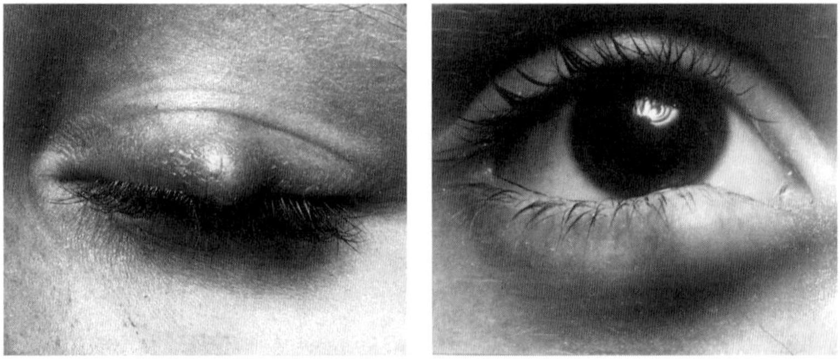

Abb. 4: Entzündungen der Lidranddrüsen
a) Gerstenkorn (Hordeolum); b) Hagelkorn (Chalazion)

einer tiefen Lidranddrüse spricht man meist von einem *Hagelkorn* (Chalazion, Abbildung 4b).

Die **akute Infektion einer oberflächlich gelegenen Lidranddrüse** bewirkt eine entzündliche Schwellung mit schmerzhafter, hochroter Vorwölbung der Lidkante, gelblichem Eiterhof und Bindehautreizung. Das Allgemeinbefinden kann durchaus beeinträchtigt sein. Nicht selten sind die benachbarten Lymphknoten geschwollen, die Körpertemperatur ist erhöht, und es bestehen Spannungs- und Druckgefühl. Bleibt in dieser Situation eine ärztliche Behandlung aus, kann eine zunächst lokalisierte Entzündung sogar zu einem *Lidabszeß* oder einer *Lidphlegmone,* zu einer Entzündung der Augenhöhle (Orbitalphlegmone) oder gar zur Thrombosierung der Venen im Gehirn führen (vergleiche Kapitel „Augenentzündungen bei Allgemeinerkrankungen“). Ein Gerstenkorn ist also nicht immer harmlos und sollte entsprechend behandelt werden.

Gerstenkorn kann gefährlich werden!

Um die Heilung zu beschleunigen, werden trockene Wärme (Rotlicht) sowie desinfizierende und entzündungshemmende Salben verabreicht. Auf feuchte Wärme und auf Verbände sollte wegen der möglichen Schädigung der Lidhaut und der Keimverschleppung verzichtet werden. Nur in seltenen Fällen hilft ein kleiner Stich, damit sich der Eiter in der verstopften Drüse entleeren kann. Bei häufigem Auftreten von Gerstenkörnern (Hordeolose) muß an einen Diabetes mellitus (Zuckerkrankheit) gedacht werden.

Ein Gerstenkorn ist nicht immer harmlos und sollte entsprechend behandelt werden!

Bei **chronischem Sekretstau in einer Lidranddrüse** kommt es zu einer tumorartigen, kaum entzündlichen Schwellung. Der etwa hagelkorngroße, schmerzfreie, derbe Knoten drückt auf das Auge und kann mitunter kosmetisch stören. Die Abgrenzung zu einer bösartigen Geschwulst des Lides ist mitunter nicht einfach, daher sollte im Anschluß an eine Operation immer eine Untersuchung des Gewebes vorgenommen werden.

Wichtig: Abgrenzung zum Tumor

Kalkinfarkte der Bindehaut entstehen durch eine Sekretstauung und anschließende Verhärtung bzw. Verkalkung des Sekrets im Bereich der Talgdrüsen der Lidränder. Die scharfrandigen Kalkspitzen können die Bindehaut durchschneiden, zu erheblichem Fremdkörpergefühl und zu einer chronischen Bindehautentzündung führen. Sie werden bei Beschwerden nach lokaler Betäubung entfernt.

In der Naturheilkunde werden bei chronischen Lid- und Bindehautentzündungen sowie bei Gersten- und Hagelkörnern milde, lauwarme Augenbäder und Auflagen mit Aufgüssen entzündungshemmender Kräuter, insbesondere mit Augentrost, durchgeführt. Kamille sollte dagegen wegen häufig auftretender Allergien am Auge nicht verwendet werden.

Wegen häufiger Allergien sollte Kamille im Bereich der Augen nicht verwendet werden.

Fehlstellungen des Augenlides

Fehlstellungen des Augenlides entstehen durch ein gestörtes Gleichgewicht zwischen dem Lidschließmuskel und dem Lidöffner. Sie bergen immer die Gefahr einer chronischen Bindehautentzündung mit möglichen Hornhautkomplikationen in sich. Dies tritt vorwiegend im Alter und bei Narben der inneren Bindehaut oder der äußeren Lidhaut mit nachfolgender Schrumpfungsneigung und entsprechendem Verziehen der Lidform auf. Gelegentlich wird es auch – im Falle einer Einwärtskehrung des Augenlides – angeboren bei Säuglingen oder bei einem ständigem Lidkrampf (Blepharospasmus), z.B. bei einer Augenentzündung, beobachtet. Eine Auswärtskehrung des Lides kann darüber hinaus nach *Fazialislähmungen* auftreten, die von einem Verlust des aktiven Lidschlusses und einer erweiterten Lidspalte begleitet werden.

Immer mit chronischer Bindehautreizung

Bei einer Einwärtskehrung des Augenlides (*Entropium*), die meist das Unterlid betrifft, schleifen die Wimpern auf der Hornhaut, führen zu einem chronischen Reiz und – wenn der Zustand nicht behandelt wird – zu einem Hornhautgeschwür. Das Fremdkörpergefühl verleitet den Patienten zum häufigen Zukneifen der Lider und zur Verstärkung der Lidfehlstellung.

Wimpern schleifen ein Hornhautgeschwür

Bei einer Auswärtskehrung des Unterlides (*Ektropium*) liegt dieses samt dem Tränenpünktchen, das normalerweise die Tränen aufnimmt, nicht mehr dem Auge an. Dadurch entsteht ein ständiges, lästiges Tränenträufeln und durch Austrocknung und fehlenden Schutz eine chronische Bindehautentzündung. Wenn die Betroffenen dann immer wieder ihre Tränen aus dem Auge wischen, verstärkt sich die Auswärtskehrung des Unterlides (Wischektropium).

Auge tränt ständig

Reiben nur einige wenige Wimpern auf dem Auge, was gelegentlich auch bei Wimpernfehlstellungen ohne Lidanomalie auftritt, können diese mit einer Wimpernpinzette entfernt werden, wobei allerdings oft erneut ein Fremdkörpergefühl auftritt, wenn sie wieder nachwachsen. Wirkliche Beschwerdefreiheit bringt die *Elektrolyse*, bei der mit einer feinen Nadel in den Haarbalg eingestochen wird, um ihn daraufhin mit Gleichspannungsstrom zu veröden. Bei geringfügigem und zeitweiligem Scheuern der Wimpern genügt oft ein Heftpflasterzug am Unterlid, um das Lid wieder in die richtige Stellung zu bringen. Bei stärkerer Ausprägung einer Lidfehlstellung ist eine Operation notwendig, zu der es verschiedene Techniken mit guter Prognose gibt.

Entzündungen der Tränenorgane

Entzündung des Tränensacks

Tränen, Lid- und Bindehautreizung

Bei einem Verschluß oder einer Verengung (Stenose) der ableitenden Tränenwege, meist bei Neugeborenen oder älteren Menschen, kommt es nicht nur zu einem ständigen und lästigen Tränenfluß, es sammeln sich auch Bakterien im Bindehaut- und Tränensack an. Sie führen zu einem ständig geröteten Auge und zu einer schmerzhaften, entzündlichen Schwellung im Bereich des Tränensacks unterhalb des inneren Lidwinkels (Dakryozystitis). Aus dem unteren Tränenpünktchen läßt sich schleimig-eitriges Sekret herausdrücken. Die Haut im Bereich des Tränensacks ist dunkelrot verfärbt (Abbildung 5a). Nicht selten bestehen Fieber und eine Beeinträchtigung des Allgemeinbefindens. Oft kommt es zur Einschmelzung der Entzündung und zum spontanen Durchbruch (Perforation) nach außen.

Dehnt sich der entzündliche Prozeß weiter aus, kann sich eine akute Entzündung der Augenhöhle und ihres Inhalts (*Orbitalphlegmone*) mit folgenden Kennzeichen entwickeln:

- Hervortreten des Augapfels,
- derbe Schwellung des Augenlides,
- glasige Bindehautschwellung,
- Einschränkung der Beweglichkeit des Auges,
- allgemeines Krankheitsgefühl und
- Fieber.

Komplikation: unbewegliches Auge

Die Patienten haben erhebliche Schmerzen, insbesondere bei Berührung und wenn sie versuchen, das Auge zu bewegen. Ein Öffnen des Augenlides gelingt oft nur passiv; bei geöffnetem Lid quillt dann die geschwollene Bindehaut hervor.

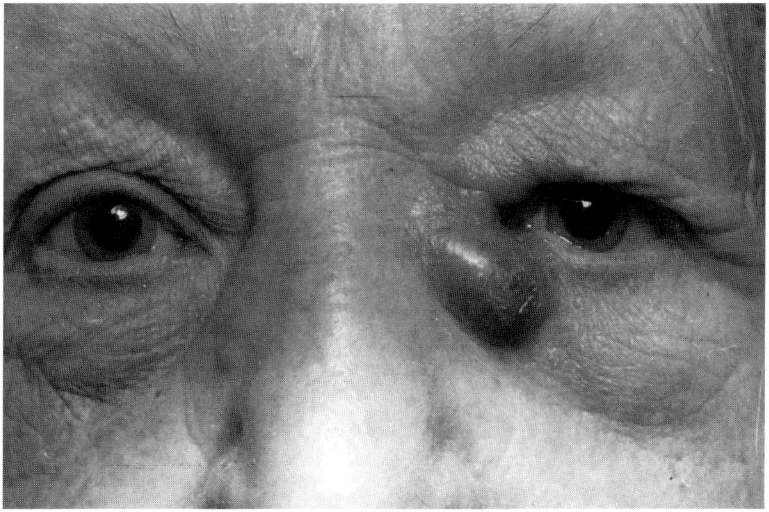

a

Abb. 5: Entzündungen der Tränenorgane
a) Tränensackentzündung (Dakryozystitis);
b) Tränendrüsenentzündung (Dakryoadenitis) mit paragraphenförmiger Verformung der Lidspalte

b

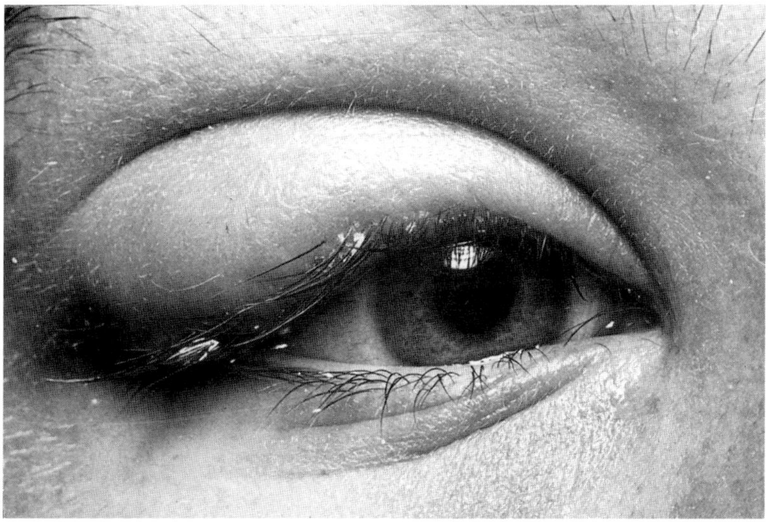

Derartige, wegen ihrer Nähe zum Gehirn zuweilen lebensbedrohliche Veränderungen kann man übrigens auch bei fortgeleiteten Entzündungen aus dem Hals-Nasen-Ohren-Bereich und bei schweren Lidentzündungen finden (vergleiche Kapitel „Augenentzündungen bei Allgemeinerkrankungen").

Das wichtigste Merkmal zur Abgrenzung einer Orbitalphlegmone gegenüber einem Lidabszeß liegt darin, daß der Patient nicht in der Lage ist, das Auge zu bewegen.

Bei Erwachsenen wird eine Tränensackentzündung in vielen Fällen stationär durch örtlich und systemisch (oral oder intravenös) verabreichte Antibiotika behandelt. Bei einer Einschmelzung sollte der Eiter im Tränensack durch einen Schnitt nach außen abgelassen werden. Nach Abklingen der Entzündung sollte chirurgisch für einen Abfluß der Tränenflüssigkeit in die Nase gesorgt werden. Dafür stehen mehrere Operationstechniken zur Verfügung.

Sondierung in Narkose ab 6. Lebensmonat

Für Neugeborene werden bei Tränenwegsstenosen darüber hinaus Massagen im Bereich des Tränensacks empfohlen. Da in vielen Fällen eine Selbstheilung eintritt, sollte eine *Tränenwegssondierung* nicht vor dem 6. Lebensmonat vorgenommen werden. Dabei werden die ableitenden Tränenwege in Narkose sondiert und damit die den Abfluß störenden Hindernisse überwunden. Bei bakteriellen Superinfektionen wird zusätzlich mit antibiotischen Augentropfen behandelt.

Entzündung der Tränendrüse

Paragraphenform des Lides

Eine Entzündung der Tränendrüse (Dakryoadenitis) führt relativ schnell zu einer druckschmerzhaften, entzündlichen Schwellung in der Gegend der Tränendrüse oberhalb des äußeren Lidwinkels, die dem Lid eine typische Paragraphenform verleiht

(Abbildung 5b). Die äußere Haut ist im Entzündungsbereich über der Drüse gerötet. Oft ist die Bindehaut gereizt und glasig geschwollen. Die regionalen, d.h. in der näheren Umgebung gelegenen Lymphknoten sind fast immer geschwollen.

Meist zusammen mit Allgemeinerkrankung

Die Ursachen einer akuten Tränendrüsenentzündung sind meist Allgemeininfektionen, vor allem Grippe, Mumps, Masern und Scharlach. Chronische Entzündungen werden durch Erkrankungen des rheumatischen Formenkreises, Autoimmun- und Bluterkrankungen hervorgerufen. Sind die Ursachen abgeklärt, werden Antibiotika verabreicht. Nach schweren Entzündungen geht Tränendrüsengewebe zugrunde, so daß anschließend ein *trockenes Auge* entstehen kann (vergleiche Kapitel „Tränenmangel und trockene Augen").

Bindehaut- und Hornhautentzündungen

Bindehaut und Hornhaut reagieren gemeinsam

Bindehaut und Hornhaut bilden entwicklungsgeschichtlich eine Einheit. Sie erkranken deshalb oft gemeinsam – und das ausgesprochen häufig. Für eine Entzündung der Bindehaut (Konjunktivitis) bzw. der Hornhaut (Keratitis) gibt es viele Ursachen (Tabelle 1).

Tabelle 1: Häufige Ursachen für Entzündungen der Bindehaut und der Hornhaut

- Infektionen mit Bakterien (Staphylokokken, Streptokokken, Pneumokokken, Gonokokken, Chlamydien)
- Infektionen mit Protozoen (Urtierchen)
- Infektionen mit Viren (Adenoviren, Herpes-Viren)
- Infektionen mit Pilzen
- Mechanische Verletzungen (Fremdkörper)
- Thermische oder chemische Reize (Verbrennung, Verätzung)
- Bestrahlung mit ultraviolettem Licht (Verblitzung)
- Benetzungsstörungen (trockenes Auge, unvollständiger Lidschluß)
- Stellungsanomalien der Lider
- Störungen des Tränenabflusses
- Fortgeleitete Entzündungen, insbesondere aus den Nasennebenhöhlen
- Allergien und Allgemeinerkrankungen
- Nicht auskorrigierter oder mit Brille fehlerhaft auskorrigierter Brechungsfehler des Auges

Die Patienten klagen über Fremdkörpergefühl, Brennen, teilweise auch über Schmerzen, verstärkten Tränenfluß, Lichtscheu (Photophobie). Sie halten oft die Lider krampfartig geschlossen (Blepharospasmus), und es fällt ihnen schwer, das Auge zu öffnen.

> Lidkrampf, Lichtscheu und Tränenfluß sind drei wichtige Schutzmechanismen des Auges.

Bindehaut oft stark geschwollen

An der Bindehaut zeigt sich die Reizung als verstärkte Gefäßfüllung, die das Auge hellrot erscheinen läßt (siehe Tabelle 3). Oft liegt auch eine glasige Schwellung der Bindehaut vor, die insbesondere bei Allergien so stark ausgebildet sein kann, daß die Bindehaut aus der Lidspalte hervorquillt (Abbildung 6a im Farbbildteil). Bei chronischen Reizen treten zuweilen Knötchen (sog. Follikel, Abbildung 6b) auf. Die Bindehaut produziert ein wäßriges, schleimiges, eitriges oder blutiges Sekret, das als Borke an den Lidrändern haften kann. Mitunter bilden sich auch klebrige Membranen (Abbildung 6c).

Bei Hornhautentzündung immer beeinträchtigtes Sehen

Die Hornhaut reagiert meist in Form kleinster, punktförmiger, oberflächlicher Hornhautdefekte (*Keratitis punctata superficialis*, vergleiche Kapitel „Tränenmangel und trockene Augen"), die mit einem in die Lidspalte gegebenen Farbstoff gut dargestellt werden können, mit bloßem Auge aber nicht sichtbar sind. Der Patient nimmt diese Veränderung als trübes Sehen wahr. Bei stärkeren Hornhautentzündungen sammeln sich Entzündungszellen am Rand dieser Hornhautläsionen, die der Hornhautoberfläche bei entsprechender Ausprägung ein mattes Aussehen verleihen: Der Glanz des Auges geht damit verloren. In besonders schweren Fällen kann sich ein Hornhautgeschwür ausbilden, und Eiter sammelt sich im Auge an. Dann besteht ernste Gefahr für das Sehorgan. Spätere Hornhautnarben mit einer herabgesetzten Sehschärfe sind nicht mehr ausgeschlossen.

Die Prognose ist bei den meisten Binde- und Hornhautentzündungen jedoch gut, allerdings muß die auslösende Ursache recht bald gefunden und ausgeschaltet werden.

> Bei einem Hornhautgeschwür und Eiteransammlung im Auge besteht die Gefahr von Hornhautnarben und verminderter Sehschärfe!

Bakterielle Bindehaut- und Hornhautentzündungen

Bindehautentzündungen

Bindehaut enthält viele Bakterien

Die Bindehaut ist auch im gesunden Zustand durch Bakterien und Viren besiedelt. Eine bakterielle Entzündung entsteht durch belastende Faktoren (Schwächung der körpereigenen Abwehr, Verletzung), meist aber durch Neuinfektion bei direktem Kontakt (Finger, Handtücher, in Schwimmbädern) mit pathogenen, d.h. krankmachenden Keimen.

Eitrige Bindehautentzündung

Bakterielle Entzündungen der Bindehaut (Abbildung 7, siehe Farbbildteil) sind überaus häufig. In unseren Breiten liegen meist Infektionen mit *Staphylokokken, Streptokokken* oder *Pneumokokken* sowie mit *Chlamydien* vor, oft in Kombination mit einer Lidrandentzündung. Die dann entstehenden Absonderungen sind zuweilen eitrig. Infektionen durch *Gonokokken,* die Erreger des Trippers, sind durch vorbeugende Maßnahmen, insbesondere unmittelbar nach der Geburt (Prophylaxe nach Credé) glücklicherweise zur Rarität geworden. Früher stellten sie die häufigste Ursache für das Erblinden im Kindesalter dar.

Ähnliches trifft für Bindehautentzündungen im Zusammenhang mit der früher gefürchteten *Diphtherie,* dem Würgeengel der Kinder, zu. Auch das *Trachom* (Ägyptische Körnerkrankheit), das mit 500 Millionen Betroffenen die häufigste Augenerkrankung der Welt darstellt und zur Erblindung führen kann, ist in Mitteleuropa nach dem ersten Weltkrieg durch den gestiegenen Lebensstandard und die verbesserten hygienischen Verhältnisse ausgestorben. Diese Form der Bindehautentzündung ist an Armut, Wassermangel und hohe Bevölkerungsdichte gebunden und tritt vorzugsweise in Gebieten mit trokken-heißem Klima, u. a. in der Sahelzone, auf.

Trachom – häufigste Augenerkrankung der Welt

Bei einer Infektion mit *Pneumokokken,* die – wenn die Tränenwege verengt sind – aus dem Tränensack heraus ständig das äußere Auge umspülen (vergleiche Kapitel „Entzündungen der Tränenorgane"), kann es bei gestörter Körperabwehr zu besonders gefährlichen Verläufen kommen. Dabei ist die Bindehaut düsterrot und oft erheblich geschwollen. Mitunter kommt es zusätzlich zu einem schnell fortschreitenden Hornhautgeschwür (Ulkus), einer Einschmelzung des Hornhautgewebes und einer Eiteransammlung im Augeninneren. Das Ulkus stellt sich als grauweiße Scheibe mit geschwollenen, aufgeworfenen Rändern dar. Die Patienten klagen über dumpfe, starke Schmerzen, erheblichen Tränenfluß und Lichtscheu. Die Sehschärfe ist gravierend beeinträchtigt. Das Ulkus kann innerhalb weniger Stunden fortschreiten, die gesamte Hornhaut einbeziehen und sich in die Tiefe ausbreiten. Wird der Entzündungsprozeß nicht gestoppt, kommt es zur Perforation, d. h. zum Durchbrechen des Kammerwassers nach außen, und es entsteht eine sehr schwere Infektion im Augeninnern, die oft den Verlust des Augenlichts und eine spätere Schrumpfung des Augapfels bedeutet. Auch bei rechtzeitiger und erfolgreicher Behandlung mit Antibiotika bleiben störende Hornhautnarben zurück. Durch hochwirksame Antibiotika sind derartige Fälle in der letzten Zeit jedoch immer seltener geworden.

Hornhautgeschwür mit bleibendem Sehverlust

Die Infektion mit *Chlamydien* führt zu einer besonderen Form der bakteriellen Bindehautentzündung. Sie tritt in unseren Breiten bei Erwachsenen als *Schwimmbadkonjunktivitis*

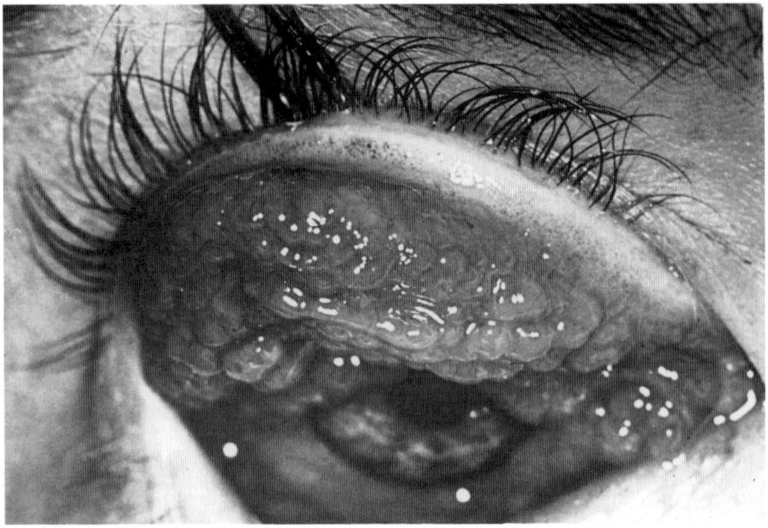

Abb. 8: Schwimmbadkonjunktivitis mit starker Schwellung, Knötchenbildung und Sekretabsonderung

(Abbildung 8) und bei Neugeborenen als *Einschlußblennorrhö* auf. Die Erreger können sowohl Infektionen im Bereich der Harnwege und der Geschlechtsorgane als auch Augeninfektionen hervorrufen. Die Übertragung erfolgt bei Erwachsenen vor allem durch intimen Kontakt oder über kontaminiertes Wasser in Schwimmbädern, bei Neugeborenen während der Geburt im infizierten Genitaltrakt der Mutter. Die Inkubationszeit, d.h. die Zeit zwischen der Infektion und dem Ausbruch der ersten Krankheitszeichen, beträgt etwa 8 bis 10 Tage, bei Neugeborenen zuweilen auch nur 6 Tage. Die Symptomatik ist gekennzeichnet durch eine starke Bildung von Knötchen (Follikel) der Bindehaut mit ausgeprägter Rötung und Sekretabsonderung, die bei Neugeborenen vorwiegend eitrig ist.

Wochenlanger Krankheitsverlauf

Der Verlauf zieht sich nicht selten über mehrere Wochen hin, obwohl keine Komplikationen und bleibenden Schäden auftreten.

Hornhautentzündungen

Wie auch bei der bakteriellen Bindehautentzündung kann eine Infektion der Hornhaut durch Krankheitserreger entstehen, die z. B. durch den Tränennasengang in den Bindehautsack einwandern. Die Beschwerden gleichen denen einer Bindehautentzündung, jedoch kommt häufig eine mehr oder weniger ausgeprägte Sehverschlechterung hinzu. Die klassischen Symptome sind:

- Fremdkörpergefühl,
- Schmerzen,
- Lichtscheu,
- Tränenfluß und
- Sehverschlechterung.

Eine bakterielle Hornhautentzündung (Abbildung 9, siehe Farbbildteil) muß so rasch wie möglich durch einen Augenarzt mit Antibiotika behandelt werden, sonst können bleibende Schäden bis hin zur Erblindung die Folge sein.

Eine bakterielle Hornhautentzündung kann zur Erblindung führen und muß so rasch wie möglich mit Antibiotika behandelt werden!

Behandlung

Nur in schweren oder unklaren Fällen wird bei einer bakteriellen Konjunktivitis ein *Abstrich* genommen, um den Erreger festzustellen und eine gezielte Behandlung einzuleiten, zumal oft einige Tage vergehen, bis das Ergebnis der Kultur und der Resistenzbestimmung vorliegen.

Antibiotika hochwirksam

In der täglichen Praxis wird die Therapie unverzüglich mit antibiotischen Augentropfen und -salben breiten Spektrums eingeleitet. Dazu gehören z. B. Fusidinsäure, Tobramycin, Kanamycin, Polymyxin B, Neomycin, Bacitracin, Gramicidin, Gentamicin, Chloramphenicol, Ofloxacin und Ciprofloxacin.

In leichteren Fällen wird 5mal täglich, in schweren Fällen stündlich getropft und abends eine Salbe verabreicht. Wird ein Antibiotikum in Kombination mit einem Kortikosteroid eingesetzt, gehen der Entzündungsprozeß und die subjektiven Beschwerden oft schneller zurück.

Hygienische Vorsorgemaßnahmen einhalten

In jedem Fall sollten entsprechende Vorsorgemaßnahmen getroffen werden, damit die Erkrankung nicht auf andere Familienangehörige übertragen wird. Dazu gehören die Benutzung eines eigenen Handtuches und eine häufige Händedesinfektion, insbesondere dann, wenn am Auge gerieben wurde.

Wichtig: Bei einer bakteriellen Hornhautentzündung muß der Patient ein eigenes Handtuch benutzen und sich häufig die Hände desinfizieren, um eine Weiterverbreitung der Erkrankung zu verhindern.

Amöbenkeratitis

Kontaktlinsenträger besonders gefährdet

Die Amöbenkeratitis ist eine sehr seltene, aber hartnäckige und schwere Entzündung der Bindehaut und der Hornhaut mit Abszeßbildung der Hornhaut. Sie kann vorwiegend bei Kontaktlinsenträgern und insbesondere bei denjenigen auftreten, die ständig Kontaktlinsen tragen. Die Erreger – Amöben – sind Protozoen (Urtierchen). Sie leben in der Erde, in der Luft, in frischem und verunreinigtem Wasser, in Schwimmbädern und der Mundhöhle und sind im übrigen weit verbreitet. Sie gelangen beim Baden, Waschen oder mit der *Kontaktlinse* ins Auge und durch eine Mikroverletzung in die Hornhaut (vergleiche Abschnitt „Vor- und Nachteile von Kontaktlinsen"). Innerhalb von etwa 2 Wochen entsteht dort ein Infiltrat, d.h. eine Ansammlung von Entzündungszellen, mit begleitender Entzündung der Regenbogenhaut. Später kommt es zu einem *Hornhautulkus* und zum *Ringabszeß*. Das zentrale Hornhautgewebe schmilzt weiter ein und kann zur Perforation des Auges führen. Die Erkrankung ist ausgesprochen schmerzhaft.

Wichtig: Reinigen Sie Ihre Kontaktlinsen unbedingt regelmäßig mit entsprechenden Produkten!

Behandlung

Oft später Hornhautübertragung notwendig

Die Behandlung einer Amöbenkeratitis ist problematisch und teilweise unbefriedigend. Die monatelange Gabe von Antimykotika (Medikamente gegen Pilze) und Antibiotika im Wechsel hat sich nur in einigen Fällen bewährt. Meist wird letztendlich eine *Hornhautübertragung* (Keratoplastik) notwendig.

Die Prophylaxe besteht in der gezielten Aufklärung von Kontaktlinsenträgern, insbesondere in der Warnung vor dem Gebrauch unsteriler Kontaktlinsenlösungen. Dauertragelinsen sollten daher nur im äußersten Fall verwendet werden.

KontaktlinsenträgerInnen! Keine unsterilen Lösungen verwenden. Kontaktlinsen für den Dauergebrauch nur, wenn es nicht anders geht.

Pilzbefall

Bindehautmykose selten

Die Zahl der Pilzerkrankungen der Hornhaut und Bindehaut (mykotische Keratokonjunktivitis) ist mit dem teilweise unkritischen Einsatz von Antibiotika und Kortikosteroiden auch in der Augenheilkunde deutlich angestiegen. Ein Pilzbefall der Bindehaut ist jedoch selten. Mykosen werden vorwiegend durch *Schimmelpilze* und *Hefepilze* sowie durch *Aktinomyzeten* hervorgerufen und sind gekennzeichnet durch runde, weißliche oder gelbliche, sehr dichte, scharf abgegrenzte, tiefe Infiltrationen des Hornhautgewebes mit Entzündungszellen. Diese massiven Trübungen gehen schnell in einen Zelltod über und können so zur Perforation mit anschließender schwerer Infektion des Auges führen.

Der Pilznachweis ist nicht immer einfach und gelingt nur, wenn betroffenes Gewebe mit einem scharfen Instrument gewonnen werden kann.

Die Therapie besteht im Entfernen der erkrankten Hornhaut, was nur sinnvoll ist, wenn der Prozeß nicht allzu tief gelegen ist. Anschließend wird mit lokal verabreichten Antimykotika behandelt (Amphotericin B, Nystatin, Pimaricin). Bei einer Perforation des Auges kann eine Hornhauttransplantation notwendig werden.

Bindehautentzündung durch Insekten oder Pflanzen

Parasitenbefall in warmen Ländern

In wärmeren Regionen der Erde ist die Besiedelung der Bindehaut mit Fliegeneiern bzw. Würmern und Wurmeiern möglich, z. B. bei der Loa-loa-Filariose in Westafrika. Gelangen Raupen- bzw. Klettenhaare oder Insektenstachel in die Bindehaut, bilden sich kleine, knötchenförmige Veränderungen, die zur äußerst hartnäckigen *Raupenhaarkonjunktivitis* führen. Diese Knötchen müssen unbedingt rechtzeitig chirurgisch entfernt werden, bevor sie ins Augeninnere eindringen.

Virale Bindehaut- und Hornhautentzündungen

Bei fieberhaften Allgemeinerkrankungen häufig

Eine Viruskonjunktivitis ist oft mit fieberhaften Allgemeinerkrankungen kombiniert und sehr ansteckend. So gehen beispielsweise *Grippe, Mumps, Masern* und *Röteln,* die durch Myxoviren hervorgerufen werden, oft mit einer Konjunktivitis und starkem Tränenfluß einher.

Als Erreger kommen nahezu alle pathogenen Viren in Betracht, deren Nachweis allerdings meist problematisch ist. Die Absonderungen des betroffenen Auges sind überwiegend wäßrig. Die Hornhaut reagiert sehr häufig in Form einer Keratitis punctata superficialis, d.h. einer oberflächlichen, punktförmigen Hornhautentzündung. Neben starkem Fremdkörpergefühl und Tränenfluß steht eine deutliche Lichtscheu im Vordergrund.

Wichtig! Eine Virusinfektion am Auge ist höchst ansteckend. Vermeiden Sie daher jeglichen Kontakt über Handtücher, Taschentücher oder andere Gegenstände der persönlichen Hygiene.

Ansteckende Bindehautentzündung epidemieartig

Die ***Keratoconjunctivitis epidemica*** (KCE) wird durch Adenoviren verursacht. Sie ist überaus ansteckend und tritt epidemieartig nach einer Inkubationszeit von etwa 8 bis 10 Tagen auf. Die Infektion wird durch Tröpfchen, z.B. beim Sprechen und Husten, und durch direkten Kontakt hervorgerufen.

Zunächst kommt es zu einer meist einseitigen, plötzlich einsetzenden Bindehautreizung und -schwellung, insbesondere der nasenseitigen Bindehaut und des dort liegenden Tränenwärzchens, sowie zu einer stark wäßrigen Sekretion, eventuell mit kleinen Bindehautunterblutungen. Die Lidschwellung führt oft zu einem vorübergehenden Herabhängen des Oberlides. Das zweite Auge folgt etwas später nach. Nach etwa 2 Wochen gehen die Entzündungszeichen zurück. Es besteht eine grippeähnliche Mattigkeit mit Kopfschmerzen, leichtem Fieber und einer Schwellung der benachbarten Lymphknoten. Darüber hinaus treten münzförmige Hornhauttrübungen auf. Sie können nach der Abheilung entsprechende Narben mit herabgesetzter Sehschärfe zurücklassen und verschwinden selbst nach längerer Gabe kortisonhaltiger Augentropfen meist nicht vollständig.

Störung des Allgemeinbefindens

Die Prophylaxe ist wegen der starken Infektiosität äußerst wichtig und besteht in erster Linie in der Meidung des Kontaktes mit Erkrankten. Die Betroffenen sollten z.B. Handtücher nicht zusammen mit anderen Mitgliedern des Haushalts verwenden und sich häufig die Hände desinfizieren. Augenärzte sollten beim Auftreten der Infektion generell keine Messungen des Augeninnendrucks durchführen.

Die **Herpes-simplex-Infektion** der vorderen Augenabschnitte führt zu charakteristischen Krankheitsbildern. Dabei wird eine *oberflächliche Infektion der Hornhautnerven* mit Herpes-simplex-Viren von einer *tiefen Befallsform* unterschieden. Die Bindehaut ist in beiden Fällen stark gereizt (Abbildung 10, siehe Farbbildteil). Der Patient verspürt ein erhebliches Fremdkörpergefühl mit meist deutlicher Beeinträchtigung des Sehvermögens, obwohl bei der Untersuchung durch den Augenarzt die Empfindlichkeit der Hornhaut reduziert ist. Typisch für die oberflächliche Form ist eine verästelte Anordnung der mit Farbstoff anfärbbaren, zerfallenden Hornhautzellen über den befallenen Hornhautnerven.

Empfindlichkeit der Hornhaut deutlich reduziert

Die tiefe Form der Herpes-Infektion zeichnet sich dagegen durch eine dichte, scheibenförmige, zentrale Hornhauttrübung aus. Der Krankheitsverlauf ist schwerer, die Prognose ernster, und meist bleiben störende Narben zurück.

Wichtig! Bei einer Herpes-simplex-Viruskeratitis ist das Augenlicht in Gefahr, daher muß unbedingt eine Behandlung durch den Augenarzt begonnen werden.

Virostatika mit hoher Wirksamkeit

Die Behandlung besteht in der Gabe virostatischer Augentropfen und -salben, die eine ausgesprochen hohe Wirksamkeit gegen Viren aufweisen. Mitunter wird der Wirkstoff auch allgemein verabreicht. Sind tiefere Augenabschnitte in Mitleidenschaft gezogen, wird die Pupille weitgestellt, was zu vorübergehenden Sehstörungen und einer zusätzlichen Steigerung der Blendempfindlichkeit führen kann, die Iris aber ruhigstellt und den Heilungsverlauf wesentlich beschleunigt.

Dies trifft im übrigen für alle Entzündungen des Augeninneren zu, insbesondere für die Regenbogenhautentzündung. Bei der tiefen Form der Entzündung kommt darüber hinaus lokal und allgemein Kortison zur Anwendung.

Entzündungen kehren wieder

Besonders lästig ist die häufige Wiederkehr der Herpes-simplex-Keratitis, die auch durch eine längere Gabe der Medikamente nicht vermieden werden kann. Da fast jeder Entzündungsschub eine störende Hornhautnarbe zurückläßt, wird die Sehschärfe allmählich zunehmend eingeschränkt. Eine allgemeine Verbesserung der Abwehrlage des Körpers mit Vermeidung von Infekten und ein geregelter Lebensablauf sind daher empfehlenswert.

Hildegard von Bingen (1098–1179), die populäre Äbtissin, bewunderte Prophetin und kompetente Ratgeberin vieler Bischöfe und Kaiser, rät bei Augenschwäche in ihrer „Heilkunde", so lange auf eine grüne Wiese zu blicken, bis die Augen wie vom Weinen naß werden. Das Grün dieser Wiese würde das Trübe in den Augen beseitigen und sie wieder klar werden lassen. Sie berichtet darüber hinaus, daß die Augen durch den Genuß von Honig gestärkt würden. Sie steht mit ihren medizinischen Vorstellungen ganz in der Tradition der mittelalterlichen Klostermedizin.

Weitere Erkrankungen mit Bindehautreizung

Das **Hornhautrandgeschwür** tritt vorwiegend bei älteren Menschen und dann meist nach einer Bindehautentzündung auf. Dabei entstehen konzentrisch zum Hornhautrand angeordnete Hornhauttrübungen. Sie kehren sehr oft wieder und heilen meist unter Bildung von Narben ab, die wegen ihrer peripheren Lage den Patienten jedoch nicht stören. Es werden sowohl bakterielle, degenerative als auch allergische Ursachen diskutiert. Unter lokal verabreichten kortisonhaltigen Augentropfen kommt es sehr rasch zur Abheilung.

Unter Kortison schnelle Abheilung

Eine **Verletzung des Hornhautepithels** heilt gewöhnlich rasch ab. Sind Kratzer durch Fingernägel oder Teile von Pflanzen, z. B. Äste, die Ursache einer Verletzung, ist die Regenerationsfähigkeit der oberflächlichen Hornhautschicht zuweilen eingeschränkt. Sie bildet sich zwar neu, haftet jedoch nicht fest genug auf ihrer Unterlage. So kommt es zu umschriebenen bläschenförmigen Abhebungen, die durch den Lidschlag vor allem in der Frühe beim Aufstehen aufgerissen werden. Die Patienten haben erneut Schmerzen, Fremdkörpergefühl, Tränenträufeln und Lichtscheu. Die Ursache für diese *wiederkehrende Hornhauterkrankung* ist unklar.

Oft nur Laserbehandlung sinnvoll

Oft ist die ausschließliche Verordnung eines Hornhautgleitmittels nicht ausreichend, so daß die phototherapeutische Keratektomie, eine spezielle Behandlung mit dem *Excimer-Laser,* in Frage kommt. Dabei werden nach Entfernung der oberflächlichen Hornhautschicht die darunterliegenden Hornhautlagen geglättet. Die Erfolgsaussichten bei diesem Eingriff liegen immerhin bei etwa 95 Prozent. Mitunter werden auch weiche Kontaktlinsen über einem defekten, immer wieder aufreißenden Epithel angepaßt, unter denen die allmähliche Wundheilung stattfindet.

Das **Flügelfell** (Pterygium) entsteht, indem gefäßhaltiges Bindegewebe im Lidspaltenbereich von der Bindehaut auf die Hornhaut übergreift. Auslösende Faktoren sind oft chronische äußere Reize, meist durch verstärkte Exposition gegenüber ultravioletter Strahlung. Deshalb wird das Pterygium vorwiegend bei Landwirten, Seeleuten sowie in tropischen und subtropischen Klimazonen angetroffen. In Mitteleuropa liegt seine Häufigkeit bei etwa 0,4 Prozent.

Flügelfell kann Hornhautmitte erreichen

Die Veränderungen beginnen zunächst in der nasenseitigen, später auch in der schläfenseitigen Lidspalte, an einem oder an beiden Augen. Dabei wächst das undurchsichtige Gewebe meist innerhalb von Jahren in Richtung Hornhautzentrum vor und zieht eine Bindehautschürze hinter sich her. Neben der Gefährdung der zentralen Optik der Hornhaut kann insbesondere eine Hornhautverkrümmung zu erheblichen Sehstörungen führen. Darüber hinaus ist das Auge gegenüber äußeren Reizen empfindlicher und neigt zu Bindehautentzündungen.

Bei Fortschreiten Operation

Weder die lokale Behandlung mit kortisonhaltigen Augentropfen noch die Bestrahlung mit Betastrahlen (Strontium 90) oder operative Verfahren (ausgiebige Entfernung, Hornhautübertragung) schützen sicher vor Rezidiven. Aus diesem Grund wächst das Flügelfell auch nach einer Behandlung weiter und muß nicht selten mehrfach operiert werden.

Lidspaltenfleck völlig harmlos

Der **Lidspaltenfleck** muß von einem Flügelfell unterschieden werden. Er tritt, wie der Name schon sagt, ebenfalls im Lidspaltenbereich und besonders im fortgeschrittenen Alter auf, wächst aber nie auf die Hornhaut über. Daher beeinträchtigt er auch nicht das Sehen, kann aber sehr wohl zu chronischen Bindehautreizungen führen.

Eine Reihe von **Hornhautdegenerationen** kann nicht nur zu einer Herabsetzung der Sehschärfe, sondern auch zu Augenreizungen führen. Die bekannteste ist die *Fuchssche Hornhautdystrophie,* die im mittleren Lebensalter mit einer Verminderung der Zellzahl der Hornhaut beginnt und im späteren Verlauf oft zu deren Quellung führt. Nicht selten treten dann sogar Schmerzen auf. Die lokale Therapie mit Kortikosteroiden und Glukoselösungen zum Entquellen der Hornhaut führt langfristig weder zur Linderung der Beschwerden noch zu einer

Verbesserung des Sehens, so daß meist eine Hornhautübertragung notwendig wird.

Schlimme Verläufe trotz Schmerzfreiheit

Auch **Nervenlähmungen**, z. B. nach einem Schlaganfall, können zu einem roten Auge führen: Durch einen Ausfall des Augennervs (Nervus ophthalmicus), d. h. des 1. Astes des Nervus trigeminus, entstehen schwere Versorgungsstörungen der Hornhaut (siehe auch Abschnitt „Zoster ophthalmicus"). Weil das Auge dabei völlig schmerz- und empfindungsfrei wird, fehlt außerdem der schützende reflektorische Lidschluß, und damit ist die Verletzungsgefahr besonders groß. Als Frühsymptom gilt eine Bindehautreizung, die den eigentlichen Hornhautveränderungen vorausgeht und nach 1 bis 2 Wochen abklingt. Die Therapie ist problematisch. Sie beschränkt sich auf die Gabe ernährender Augensalben und Gleitmittel.

Auge trocknet aus

Durch unvollständigen Lidschluß infolge einer Lähmung des Gesichtsnervs (Nervus facialis), aber auch durch Bewußtlosigkeit wird der Tränenfilm nicht richtig auf der Oberfläche der Hornhaut verteilt, und das Auge wird nicht ausreichend vor Austrocknung geschützt. Bei Fazialislähmung erschlafft später das Unterlid, und dies führt zu einem Ektropium (siehe auch Kapitel „Fehlstellungen des Augenlides). In extremen Fällen kann die Verdunstung des Tränenfilms durch einen Uhrglasverband oder einen Brillenseitenschutz reduziert werden. In manchen Fällen ist die vorübergehende, teilweise Vernähung der Lidspalte zum Schutz des Auges notwendig (vergleiche Kapitel „Fehlstellungen des Augenlides" und „Augenentzündungen bei Allgemeinerkrankungen").

Entzündung der Lederhaut

Oft bei rheumatischen Erkrankungen

Nicht selten tritt eine Lederhautentzündung (Skleritis) im Zusammenhang mit chronischen Entzündungen des Bindegewebes auf. In erster Linie kommen dabei Erkrankungen des rheumatischen Formenkreises in Frage. Aber auch Erkrankungen des Immunsystems sowie Kollagenosen, Gicht und Infektionskrankheiten, darunter vor allem Tuberkulose und Lues, können zu Entzündungen der Lederhaut führen. Mitunter bleibt die Ursache der Entzündung unklar. Ähnliches trifft auch für Entzündungen der äußeren Augenmuskeln (*Myositis*) zu, die zu einer ähnlichen Symptomatik führen.

Unter der Bindehaut treten umschriebene bläulich-rötliche Verfärbungen durch eine Gefäßerweiterung mit und ohne Vorwölbung der Bindehaut auf (Abbildung 11, siehe Farbbildteil).

Erhebliche Schmerzen

Die Entzündung ist durch *dumpfe Schmerzen* und *Druckschmerzhaftigkeit* gekennzeichnet. Bei einer Myositis tritt darüber hinaus ein Bewegungsschmerz des Auges auf.

Der Patient klagt neben den Schmerzen über Tränen und Lichtscheu. Bei schweren Entzündungen liegt eine Bindehaut- und Lidschwellung vor. Die Sehschärfe ist nur dann reduziert, wenn tiefere Augenabschnitte mitbefallen sind, insbesondere bei Entzündungen der Regenbogenhaut.

Lederhautentzündungen können verschiedene Verlaufsformen zeigen. Am häufigsten sind umschriebene, auf einzelne Abschnitte begrenzte Reizungen. Aber auch knötchenbildende, eitrige, geschwürbildende oder schwere, gewebseinschmelzende Formen mit äußerst heftigen Schmerzen kommen vor.

Lederhautentzündungen neigen zu rezidivierendem Auftreten. Beim Übergreifen auf die Hornhaut bleiben dort meist

Narben zurück. Durch entzündungsbedingte Verdünnung der Lederhaut können sich darin Vorwölbungen ausbilden. Weitere Komplikationen bis hin zum allerdings seltenen Verlust des Auges sind bei einer Einschmelzung der Lederhaut möglich. Wichtig ist, daß die Betroffenen zum Hausarzt oder Internisten gehen, um die Ursache der Entzündung abklären zu lassen.

Unbedingt Ursachen abklären!

Eine ursächliche Behandlung der Erkrankung steht im Vordergrund. Lokal werden Kortikosteroide als Augentropfen oder -salben bzw. – nach entsprechender Betäubung des Auges – als Spritzen unter die Bindehaut verabreicht. Zur Ruhigstellung der Regenbogenhaut wird Atropin oder Cyclopentolat zur Pupillenerweiterung hinzugegeben. Bei Schmerzen wird Wärme oft als angenehm empfunden. Die Prognose ist insbesondere dann gut, wenn die Grundkrankheit gefunden und behandelt wird.

Entzündung der Regenbogenhaut

Häufige Wiederkehr

Wie bei der Lederhautentzündung liegt auch bei einer Entzündung der Regenbogenhaut (Iritis) meist eine allergisch-hyperergische, d.h. immunologische Ursache vor, etwa als Reaktion auf Giftstoffe (Toxine), die von Bakterien gebildet werden. Häufig tritt eine Entzündung der Regenbogenhaut auch bei Allgemeinerkrankungen oder bei immunologischen Erkrankungen auf, z.B. bei Krankheiten des rheumatischen Formenkreises. Typisch ist dabei das häufige Wiederauftreten nach dem Abklingen der akuten Symptome, vor allem bei:

Nach Allgemeinerkrankungen suchen

- Entzündungen im Hals-Nasen-Ohren-Bereich,
- Entzündungsherden an den Zähnen,
- Nieren- und Nierenbeckenentzündung (Pyelonephritis),
- Gallenblasenentzündung (Cholezystitis) oder
- Eierstockentzündung (Adnexitis).

Nicht selten geht eine Entzündung der Regenbogenhaut auf Grund des gleichen Aufbaus, ähnlicher Funktionen und räumlicher Nähe mit einer Entzündung des Ziliarkörpers oder der Aderhaut und Netzhaut einher. Oft erkranken diese Strukturen auch gemeinsam. Die wichtigsten Allgemeinerkrankungen, die zu einer Entzündung der Regenbogenhaut führen können, sind in Tabelle 2 zusammengefaßt.

Tabelle 2: Wichtige Allgemeinerkrankungen, die zu einer Entzündung der Regenbogenhaut führen können

Krankheitsbild	**Hauptsymptome bzw. Folgen**
Gelenkrheuma des Erwachsenen (*P*rimär *c*hronische *P*olyarthritis, PCP)	Häufig wiederkehrende Iritis mit Eiterbildung in der Vorderkammer

Krankheitsbild	**Hauptsymptome bzw. Folgen**
Chronische Entzündung der Wirbelgelenke (Spondylarthritis ankylopoetica, Morbus Bechterew) Gelenkrheuma im Kindesalter (Juvenile rheumatoide Arthritis, Still-Krankheit)	Granulomatöse Iritis mit Knötchenbildung, bandförmige Hornhautablagerungen, Grauer Star, Grüner Star
Sarkoidose	Knötchenbildung der Regenbogen- und Bindehaut
Lues, Lepra, Tuberkulose	Beidseitige, rezidivierende, knötchenbildende Regenbogen-, Netzhaut- und Aderhautentzündung
Reiter-Krankheit	Entzündung der Bindehaut oder Regenbogenhaut ohne wesentliche Eiterbildung
Herpes simplex	Schrumpfung der Regenbogenhaut mit Pupillenentrundung, schwere Netzhaut- und Aderhautentzündung, Hornhautentzündung
Unterschiedliche Struktur und unterschiedliche Farbe der Regenbogenhaut (Heterochromie) zwischen rechtem und linkem Auge	Einseitige, heftige, oft wiederkehrende Iritis, häufig Glaskörpertrübungen, Grüner Star, Grauer Star
Gicht	Schmerzhafte Bindehautreizung, flüchtige Reizung der Regenbogenhaut, Lederhautentzündung
Leukämie	Iritis mit Eiterbildung, Netzhaut mit Infiltratbildung und Blutungen
Diabetes mellitus	Defekte und Gefäßneubildungen in der Iris, Grüner Star
Borreliose (Lyme Disease), AIDS	Vielfältige Entzündungen des Auges

Die Patienten klagen über:

- dumpfe Schmerzen,
- verschlechtertes Sehen (Schleier vor dem Auge),
- Lichtscheu und
- verstärkten Tränenfluß.

Beeinträchtigung des Sehens

Die Minderung der Sehschärfe ist bedingt durch das Ausschwitzen von Fibrin und Leukozyten in das Kammerwasser, die entsprechend der Wärmeströmung in der Vorderkammer (siehe Abbildung 2) häufig in Dreieckform als sogenannte *Beschläge* (Betauungen, Präzipitate) an der Rückfläche der Hornhaut abgelagert werden. Bei schweren Verlaufsformen setzt sich ein Eiterspiegel als *Hypopyon* am Boden der Vorderkammer des Auges ab. Bei Virusinfektionen der Iris – insbesondere bei Herpes-Viren – kommt es zu Blutungen in die Vorderkammer mit Blutspiegelbildung (Hyphäma) und zur Beeinträchtigung des Pupillenspiels. Darüber hinaus sind die Gefäße der Lederhaut, mitunter auch die der Bindehaut erweitert und verleihen dem Auge eine diffus-bläulichrote Färbung. Auch die Regenbogenhaut ist stärker mit Blut gefüllt und bisweilen sogar grünlich verfärbt. Die sonst unsichtbaren Irisgefäße treten insbesondere bei heller Regenbogenhaut deutlich hervor. Die Struktur der Regenbogenhaut ist durch die Schwellung des Gewebes verwaschen, die Pupille ist verengt (Reizmiosis) und reagiert nur träge auf Licht und Medikamente zur Pupillenerweiterung.

Eiterbildung im Auge

Irisstruktur verwaschen

Es gibt akute, chronische, symptomarme und wiederkehrende Verlaufsformen einer Entzündung der Regenbogenhaut. Je nach den vorliegenden Veränderungen werden vor allem fibrinöse, d. h. durch verstärkte Eiweiß- und Zellabsonderung charakterisierte, sowie granulomatöse, d. h. mit entzündlichem Granulationsgewebe einhergehende Entzündungen unterschieden.

Vielfältige Komplikationen

Im Zusammenhang mit einer Regenbogenhautentzündung kann eine Reihe von *Komplikationen* auftreten: Fibrin und Leukozyten können die Abflußwege des Kammerwassers verstopfen und zu einem Druckanstieg im Auge führen. Nach

Abklingen der entzündlichen Symptomatik normalisiert sich auch der Augeninnendruck oft wieder (*passagerer Grüner Star*). Nicht selten bilden sich zipfel- und herdförmige Verklebungen der Irisrückseite und des Pupillenrandes mit der Linsenvorderfläche, vor allem bei Fibrinausschwitzungen (*hintere Synechien*).

Bei Entwicklung eines Grauen Stars: Operation

Bei einer Verklebung des gesamten Pupillarsaums mit der Linse kommt es zur *Napfkuchenbildung* der Regenbogenhaut, so daß das Kammerwasser nicht mehr aus der hinteren in die vordere Augenkammer strömen kann, die Iris napfkuchenartig nach vorne drängt und zum Druckanstieg führt. In schweren Fällen bildet sich eine fibrinöse Schwarte im Bereich der Pupille. Bei wiederkehrenden Entzündungen oder besonders schweren chronischen Verlaufsformen kann sich nach Jahren eine Linsentrübung (*Grauer Star*) ausbilden. Beeinträchtigt sie das Sehen nachhaltig, muß im entzündungsfreien Intervall eine Staroperation vorgenommen werden.

Wichtig: Konjunktivitis, Iritis und Glaukomanfall unterscheiden!

Laien fällt es nicht immer leicht, eine Entzündung der Regenbogenhaut von einem Glaukomanfall und von einer akuten Bindehautentzündung abzugrenzen, zumal das Auge bei vielen Erkrankungen rot ist. Daher werden in Tabelle 3 die wichtigsten Merkmale der drei Erkrankungen zusammengefaßt.

Tabelle 3: Übersicht der Symptome und Beschwerden bei einem Glaukomanfall sowie bei einer Entzündung der Bindehaut und der Regenbogenhaut

	Glaukomanfall	**Akute Regenbogenhautentzündung**	**Akute Bindehautentzündung**
Verlauf	Plötzlicher Beginn	Langsamer Beginn	Langsamer Beginn
Beschwerden	Starke Schmerzen, z.T. Erbrechen	Geringe Schmerzen, Lichtscheu	Geringe Schmerzen, Lichtscheu

	Glaukomanfall	Akute Regenbogenhautentzündung	Akute Bindehautentzündung
Sehschärfe	Stark reduziert	Wenig reduziert	Normal
Augeninnendruck	Bis zu 80 mmHg, Auge steinhart	Meist normal, mitunter etwas erhöht	Normal
Rötung	Dunkelrot	Dunkelrot	Hellrot
Irisstruktur	Verwaschen	Verwaschen	Normal
Hornhaut	Geschwollen	Klar, spiegelnde Oberfläche	Klar, spiegelnde Oberfläche
Kammerwasser	Getrübt	Getrübt	Normal
Pupille	Weit, entrundet, lichtstarr	Eng (Reizmiosis), träge Lichtreaktion	Normal

Um eine auf die Ursache der Erkrankung ausgerichtete Behandlung einleiten zu können, ist eine systematische Durchuntersuchung des Patienten notwendig, zu der alle Fachkollegen (Hausarzt, Internist, Zahnarzt, Hals-Nasen-Ohren-Arzt, Gynäkologe, Urologe, Immunologe, Hämatologe, Dermatologe etc.) hinzugezogen werden sollten. Während dieser Zeit wird symptomatisch behandelt. Die Untersuchung folgt trotz der Unterschiedlichkeit der Symptome gleichen Grundsätzen.

Behandlung und Prognose

Pupillenerweiterung zur Ruhigstellung des Auges

Die allgemeinen **Richtlinien der lokalen Behandlung** bestehen im Ruhigstellen und Erweitern der Pupille. Damit können Verklebungen zwischen Regenbogenhaut und Linsenvorderfläche meist vermieden werden. Mitunter ist es sogar möglich, Verklebungen durch medikamentöse Bewegung der Pupillenmuskeln wieder zu sprengen, wenn sie noch nicht zu lange bestehen. Außerdem werden hochdosiert und anhaltend *kortisonhaltige Augentropfen* am Tag und speziell zur Nacht *kortisonhaltige Augensalben*, eventuell in Kombination mit *Antibiotika* verabreicht. Dabei ist es wichtig, daß das Kortison ausreichend ins Augeninnere gelangt. Nach längerer Anwendung können sich allerdings Linsentrübungen (Grauer Star) und ein Anstieg des Augeninnendrucks (Grüner Star) bemerkbar machen. In letzter Zeit wurden auch andere entzündungshemmende Augentropfen entwickelt, die schon früher in Form von Tabletten und Spritzen zur Behandlung rheumatischer Erkrankungen angewandt wurden. Es handelt sich um das Rheumamittel Diclofenac, das schmerzlindernd wirkt, relativ nebenwirkungsarm ist und über einen längeren Zeitraum gegeben werden kann. In vielen Fällen hat sich eine *Wärmebehandlung* (Rotlicht, Heizkissen, Kurzwellenbestrahlung, Augenverband) bewährt.

Kortison ist Mittel der Wahl

Bei chronischen Verlaufsformen kann eine **Kur** im Höhenklima, z.B. in Davos, oder in einem Reizklima, wie z.B. am Toten Meer, hilfreich sein.

Liegt eine Napfkucheniris mit erhöhtem Augeninnendruck vor, muß mit einem **Laser** ein Loch in die Regenbogenhaut „geschossen" werden, damit das Kammerwasser wieder aus der hinteren in die vordere Augenkammer abfließen kann. Bei einem Grauen Star sollte die Linse, wie bereits erwähnt, entfernt werden.

Erblindung möglich!

Die **Prognose** einer Regenbogenhautentzündung ist abhängig von der Ursache, der Schwere und der Abwehr- bzw. Immunsituation des Patienten. Uveitiden zeichnen sich durch eine ausgesprochene Rezidivfreudigkeit aus. In schweren Fällen ist sogar eine Erblindung möglich.

Glaukomanfall

Plötzliche Verlegung des Kammerwasserabflusses

Der Glaukomanfall (akuter Grüner Star) ist ein meist einseitiger, plötzlicher und hochgradiger Druckanstieg im Auge mit starken Schmerzen und sehr schnell eintretendem Gesichtsfeldverlust. Ursache ist die plötzliche Verlegung eines bereits verengten Kammerwinkels (siehe Abbildung 2) durch die Wurzel der Regenbogenhaut infolge ihrer Schwellung bei Entzündung oder Pupillenerweiterung durch Medikamente, durch Schreck, bei Angst sowie in der Dunkelheit. Ist der Kammerwinkel von Natur aus weit, besteht diese Gefahr nicht. Ältere Menschen, insbesondere Frauen, sind verstärkt betroffen.

Verwechslung mit akut erhöhtem Hirndruck oder akuter Erkrankung im Bauchraum

Der Augeninnendruck steigt auf *bis zu 80 Millimeter Quecksilbersäule* (mmHg) an – normalerweise beträgt er etwa 20 mm Hg. Das Auge fühlt sich deshalb steinhart an. Es treten *unerträgliche Kopf- und Augenschmerzen* auf, die häufig in Stirn und Schläfe, in den Oberkiefer oder in die Zähne ausstrahlen. Übelkeit, *Erbrechen* und Bauchschmerzen können sogar ernste Erkrankungen der Bauchhöhle (sogenannter „akuter Bauch“) oder eine Hirndrucksteigerung vortäuschen. Wegen der starken Schmerzen, die nicht immer dem Auge zugeordnet werden, wird ein Glaukomanfall von Laien zuweilen verkannt. Dies ist besonders tragisch, weil verlorene Zeit das Schicksal des Auges besiegelt: Wenn der Augeninnendruck nicht innerhalb weniger Tage reguliert wird, kann es durch einen rasch eintretenden Sehnervenschwund zur Erblindung kommen. Bei Kopfschmerzen mit Erbrechen muß daher in jedem Fall ein Glaukomanfall ausgeschlossen werden.

Bei Kopfschmerzen mit Erbrechen und vor allem, wenn der Patient Regenbogen um jede Lichtquelle sieht, muß immer ein Glaukomanfall ausgeschlossen werden!

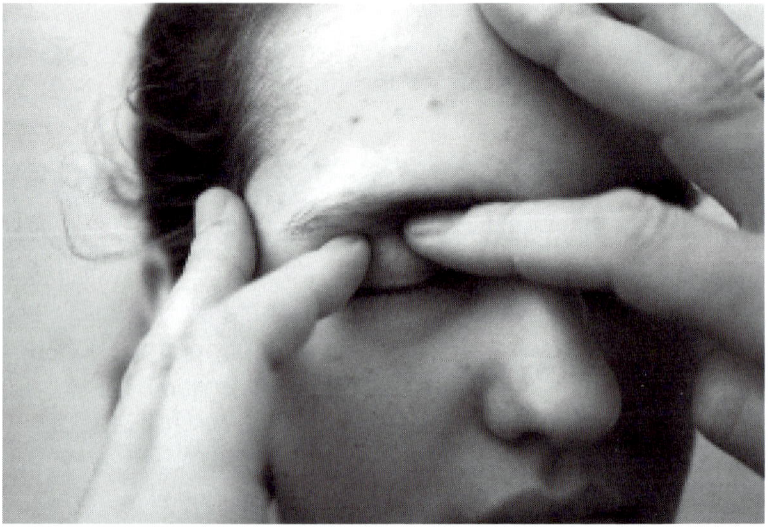

Abb. 13: Palpation des Augendrucks duch vorsichtiges, wechselseitiges Drücken mit dem Zeigefinger

Farbige Ringe um Lichtquellen

Durch die druckbedingte Hornhautschwellung ist das Sehvermögen hochgradig herabgesetzt, und die Hornhautoberfläche ist matt. Der Patient sieht um jede Lichtquelle Ringe in den Regenbogenfarben. Mitunter wird diese Beeinträchtigung des Sehens wegen der starken Schmerzen allerdings gar nicht wahrgenommen.

Durch eine ausgeprägte Stauung der Gefäße ist das Auge hochrot. Die Pupille ist meist weit, etwas entrundet und lichtstarr (vergleiche Tabelle 3 und Abbildung 12 im Farbbildteil).

Behandlung

Ein klassischer Notfall!

Der Glaukomanfall ist ein klassischer Notfall und muß sofort behandelt werden, indem der Augeninnendruck rasch gesenkt wird. Ohne Behandlung führt er in 1 bis 2 Wochen zur Erblindung. Wird der Anfall jedoch rechtzeitig erkannt und fachgerecht behandelt, ist die Wiedererlangung des vollen Sehvermögens die Regel. Dazu kann der Augeninnendruck durch vorsichtiges, wechselseitiges Drücken mit dem Zeigefinger auf den Augapfel ertastet und beurteilt werden (Abbildung 13): Bei einem Glaukomanfall ist das Auge „steinhart“.

Wichtig! Der Glaukomanfall ist ein klassischer Notfall und muß sofort behandelt werden! Bei einem Glaukomanfall ist das Auge „steinhart“.

Die ersten therapeutischen Maßnahmen bestehen in der Schmerzlinderung und Beruhigung sowie in der intravenösen Gabe von *Diamox* zur Verringerung der Kammerwasserproduktion und zur allgemeinen Entwässerung. Die Patienten müssen deshalb nach der Behandlung häufig zur Toilette. Die Gabe von Diamox als Tablette ist wegen der bei einem Glaukomanfall bestehenden Neigung zum Erbrechen weniger sinnvoll. Weiterhin sollte zur Pupillenverengung sofort mit beidseitigem Tropfen von 1- bis 2prozentigen *Pilocarpin-Augentropfen* begonnen werden. Die lokale Therapie sollte am betroffene Auge zunächst alle 3 Minuten, nach einer halben Stunde alle 15 Minuten fortgesetzt werden. Da auch das andere, nichtbetroffene Auge gefährdet ist, wird es 3mal täglich getropft. Die weitere Behandlung erfolgt beim Augenarzt. Oft ist nach dieser Therapie der Augeninnendruck bereits normal.

Auch das andere Auge ist gefährdet!

Ein Glas Weinbrand oder anderer hochprozentiger Alkohol ist ein altes Hausmittel bei einem Glaukomanfall.

Nach Abklingen der Rötung des Auges wird eine Operation durchgeführt, bei der ein Loch in die Regenbogenhaut geschnitten wird (*Iridektomie*), damit das Kammerwasser besser abfließt und um weitere Anfälle zu verhindern. Da über 90

Spätere Operation angezeigt

Prozent aller Patienten, die an einem Auge einen Glaukomanfall hatten, innerhalb des nächsten Jahres einen Anfall am anderen Auge erleiden würden, wird baldmöglichst am zweiten Auge der gleiche Eingriff durchgeführt.

Um einen Grünen Star, an dem 2 Prozent aller Menschen leiden und der im Gegensatz zum akuten Glaukomanfall keinerlei Beschwerden verursacht, rechtzeitig zu erkennen, muß bei jeder Brillenanpassung bei Personen über 40 eine Messung des Augeninnendrucks durch den Augenarzt vorgenommen werden, die jährlich wiederholt werden sollte. Dies trifft insbesondere für Menschen zu, deren Eltern an Grünem Star erkrankt sind.

Ab dem 40. Lebensjahr sollte bei jeder Brillenanpassung der Augeninnendruck gemessen werden, um einen Grünen Star rechtzeitig zu erkennen.

Tränenmangel und trockene Augen

Zur Bedeutung des trockenen Auges

10 Millionen Menschen betroffen

Bereits Hippokrates beschrieb das Krankheitsbild der trockenen Augen als *Xerophthalmie* und unterschied zwischen leichten und schweren Verläufen. Gegenwärtig leiden in Deutschland etwa 10 Millionen Menschen daran. Betroffen sind vor allem Frauen. Es handelt sich um eine moderne „Volkskrankheit", deren Ursache noch nicht vollständig geklärt ist. Vor allem ist bislang offen, warum von Jahr zu Jahr immer mehr Menschen darunter leiden, von denen allerdings nur etwa 3 Millionen deshalb einen Augenarzt aufsuchen. Viele meinen, ihre Beschwerden wären nicht zu lindern oder würden zwangsweise mit ihren Lebensumständen zusammenhängen. Aber dem ist nicht so – gegen trockene Augen kann durchaus etwas getan werden.

Bemerkenswerterweise fühlen sich Patienten mit entsprechenden Beschwerden nicht selten unverstanden, nicht ausreichend beraten und mangelhaft betreut. Eine Reihe von ihnen sucht entweder gar keinen Augenarzt auf oder wendet sich unzufrieden an Heilpraktiker, Optiker, Naturheilkundler oder Apotheker. Möglicherweise trägt zu dieser Verhaltensweise auch die zuweilen geäußerte Meinung bei, es handele sich beim trockenen Auge um eine häufig vorkommende, bedeutungslose Befindlichkeitsstörung ohne Krankheitswert, was natürlich unzutreffend ist. Das trockene Auge ist also keine Bagatelle. Die Betroffenen fühlen sich deutlich irritiert, geben nachvollziehbare Beschwerden an und sind in ihrem Wohlbefinden beeinträchtigt. Aus diesem Grund hat der Berufsverband der Augenärzte in Deutschland der herausragenden Bedeu-

Nicht bagatellisieren!

Augenärzte haben Arbeitsgruppe gebildet

tung dieser Erkrankung für die tägliche Praxis Rechnung getragen und eigens die Arbeitsgruppe „Trockenes Auge" ins Leben gerufen. Sie soll durch Öffentlichkeitsarbeit, Bereitstellen und Erarbeiten von Informationsmaterial sowie durch wissenschaftliche Forschung und Tagungen aufklären und Lösungsvorschläge unterbreiten. Insbesondere die Behandlung trockener Augen gestaltet sich allerdings nicht ganz einfach, weil es sich um ein ausgesprochen komplexes Geschehen mit einer vielschichtigen Problematik handelt.

> Patienten mit trockenen Augen fühlen sich nicht selten unverstanden, nicht ausreichend beraten und mangelhaft betreut.

Was beinhaltet die Bezeichnung „trockenes Auge"? Der Begriff faßt eine Reihe von Funktionsstörungen des äußeren Auges zusammen, die unterschiedliche Ursachen haben und zu vielfältigen Beschwerden Anlaß geben können. Da die Trockenheit der Augen und eine verminderte Tränenproduktion den Beschwerdekomplex bei weitem nicht allein ausmachen, wird in diesem Zusammenhang immer häufiger von *„Benetzungsstörungen der Augenoberfläche"* gesprochen. Die Bezeichnung „trockenes Auge" ist zwar griffig, letztendlich aber zu eng gefaßt.

Haut und Schleimhaut trocken

In der Literatur finden sich darüber hinaus Bezeichnungen wie „Keratokonjunktivitis sicca", „Sicca-Syndrom" oder „Sjögren-Syndrom", letzteres insbesondere im Zusammenhang mit einer Austrocknung aller Schleimhäute des Körpers. Nicht zuletzt klagen Betroffene auch über Mundtrockenheit und trockene Haut.

Symptome des trockenen Auges

Die Beschwerden sind ausgesprochen vielgestaltig und keineswegs immer eindeutig (Abbildung 14, siehe Farbbildteil). Außerdem wechseln sie in ihrer Intensität sehr stark. Sie äußern sich in:

- roten Augen,
- *Lidschwellungen,*
- verklebten Augenlidern,
- *Fremdkörper-* und *Druckgefühl,* teilweise auch hinter den Augen,
- Brennen, Stechen, Kratzen, Jucken und
- *„Müdigkeit der Augen"*.

Symptome vielgestaltig

Nur wenige Patienten haben das Gefühl, daß ihr Auge trokken sei; sehr viele geben an, „Sand" in den Augen zu haben und sich allmorgendlich den „Schlaf aus den Augen reiben" zu müssen. In der Tat gibt es nicht selten schleimige, weißliche, zuweilen auch klebrige Absonderungen, die aus dem Bindehautsack und von der Lidkante entfernt werden können. In jedem Fall besteht ein deutliches *Organgefühl*: Die Betroffenen spüren ihr Auge, das ja unter normalen Umständen – wie andere Organe auch – nicht bewußt wahrgenommen, wohl aber intensiv benutzt wird.

Auge klebt am Lid fest

Manche Patienten klagen darüber, frühmorgens *Schmerzen* beim Öffnen der Augen zu haben oder ihre Augen nicht öffnen zu können, weil das Oberlid praktisch am Augapfel festkleben würde. In jedem Fall ist die Trockenheit der Bindehaut dann so stark ausgeprägt, daß zwischen Lidern und Auge keine Feuchtigkeit mehr vorhanden ist, da normalerweise in der Nacht noch weniger Tränenflüssigkeit gebildet wird als am Tag.

Arbeit am Computer trocknet das Auge aus

Viele Betroffene haben insbesondere in klimatisierten Räumen Probleme, in denen die Luftfeuchtigkeit gering ist, und die Arbeit am Computer, bei der auf Grund der Konzentration die Lidschlagfrequenz deutlich abnimmt und weniger zur Benetzung der Augenoberfläche beiträgt, fällt ihnen schwer. Andere klagen über eine ausgesprochene Empfindlichkeit gegenüber Tabakqualm, Rauch, Umweltverschmutzung, Kälte, Wärme und Wind. Überhaupt führt jeder Windzug verständlicherweise zu einer schnelleren Austrocknung des ohnehin schon trockenen Auges. Dies trifft insbesondere während des Autofahrens bei eingeschalteter Belüftung oder bei geöffnetem Fenster zu.

Das trockene Auge ist ohne Zweifel empfindlicher gegenüber jedweden äußeren Reizen und daher auch empfänglicher gegenüber Keimen, zumal der normale Tränenfilm auch eine Barriere gegen Krankheitserreger darstellt. Bei Patienten mit trockenen Augen kommt es deshalb häufig zu Bindehautentzündungen.

Nicht selten klagen Patienten auch über *Sehstörungen*, mehr jedoch über Schwankungen des Sehens, die durch den instabilen, schnell aufreißenden Tränenfilm vor dem Auge hervorgerufen werden. Nach dem Schließen des Auges bzw. nach dem Zwinkern ist das Auge kurzzeitig mit Tränenflüssigkeit überzogen, so daß sich die optische Abbildungsqualität verbessert. Sobald der Tränenfilm aufreißt, wird das ins Auge einfallende Licht unregelmäßig gebrochen, und der Sehkomfort sinkt. Ähnlich sind auch die *verstärkte Blendempfindlichkeit* und die *Lichtscheu* bei Patienten mit trockenen Augen zu erklären. Nur in sehr seltenen Fällen treten Kopfschmerzen auf.

Ein trockenes Auge tränt leicht

Andererseits stellen Patienten mit trockenen Augen immer wieder fest, daß ihre Augen leicht tränen – ein nur scheinbarer Widerspruch. Die Ursache dafür ist eigentlich ein fehlerhaft zusammengesetzter Tränenfilm. Die Tränen können vom Auge praktisch nicht „festgehalten“ werden und führen daher zu einem ausgesprochen lästigen *Tränenfluß*, der wiederum zur Trockenheit der Augen führt, zumal nun die Gleitflüssigkeit fehlt. Aus diesem Grund ist die Kenntnis der Zusammensetzung des Tränenfilms zum Verständnis des Krankheitsbildes unumgänglich. Mitunter klagen die Patienten über eine weißliche, teilweise klebrige *Schleimabsonderung,* die auch an eine bakteriell bedingte Bindehautentzündung denken lassen kann (vergleiche Kapitel „Bindehaut- und Hornhautentzündungen").

Der Verlauf der Erkrankung ist meist *chronisch* und zieht sich über Jahre hin, auch wenn der Schweregrad durchaus unterschiedlich ist: Nicht selten wechseln Phasen der Beschwerdefreiheit oder -armut mit Phasen verstärkter Beschwerden, meist in den Heizperioden, ab. Eine wirkliche Heilung ist nur in Ausnahmefällen möglich.

Echte Heilung selten

Aufbau und Aufgaben des Tränenfilms

Der Tränenfilm ist keine homogene Flüssigkeitsschicht, die sich auf dem Auge befindet. Er ist aus verschiedenen Komponenten zusammengesetzt und soll das Auge

- schützen,
- es ständig umspülen und
- benetzen.

Die Tränen sorgen für die mechanische Reinigung der Augapfeloberfläche. Außerdem gewährleisten sie die *Versorgung* der gefäßlosen Hornhaut mit Nährstoffen und Sauerstoff und haben wichtige immunologische Aufgaben im Sinne der *Krankheitsabwehr,* da sie antibakteriell wirk-

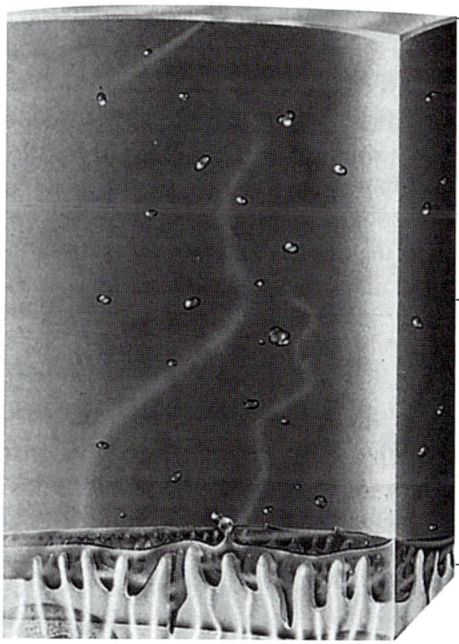

Abb. 15: Schematische Darstellung der Struktur des Tränenfilms

same Substanzen, wie Lysozym und Laktoferrin, aber auch spezifische Antikörper, insbesondere vom IgA- und IgG-Typ enthalten.

Dreischichtiger Aufbau

Der Tränenfilm ist nur etwa 10 Mikrometer ($^{1}/_{100}$ Millimeter) dick und setzt sich aus drei Anteilen zusammen (Abbildung 15):

1. Die äußere, dem Auge abgewandte Schicht besteht aus Fetten. Sie werden von den Lidranddrüsen gebildet, bei deren Entzündung sich die bereits erwähnten Gersten- und Hagelkörner ausbilden können. Die Aufgabe dieser Schicht ist die Stabilisierung des Tränenfilms: Sie verhindert sein Überlaufen im Bereich der Lidkante, wirkt wegen ihrer Klebrigkeit als mechanischer Filter, an dem Fremdkörper haften bleiben, und beugt der Verdunstung der mittleren wäßrigen Schicht vor.
2. Die mittlere, wäßrige Schicht macht etwa 90 Prozent des gesamten Tränenfilms aus und enthält Proteine, Elektrolyte und Zucker zur Ernährung, Pufferung (Konstanthaltung des pH-Wertes) und Befeuchtung. Sie wird im wesentlichen von der Tränendrüse gebildet, die sich schläfenwärts oben in der Augenhöhle befindet und völlig unsichtbar ist.
3. Die innere, dem Auge zugewandte Schicht ist sehr dünn (wenige Tausendstel Millimeter) und besteht aus Schleim (*Muzin*), der in den Becherzellen der Bindehaut gebildet wird. Dieser Schleim sorgt dafür, daß die ansonsten wasserabweisende (hydrophobe) Augenoberfläche wasseranziehend (hydrophil) wird. Er ist somit für das optimale Haften der Tränen am Auge verantwortlich und gleicht Unebenheiten der Oberfläche aus.

Zusammensetzung schwankt

Bei Tage produzieren die oben erwähnten Drüsen ihren Anteil des Tränenfilms regelmäßig und in konstanter, ausreichender Menge (*Grundsekretion*). Bei Veränderungen der Augenoberfläche wird die *reflektorische Sekretion* in Gang gesetzt, wobei in erster Linie die Funktion der Tränendrüse angeregt wird. Die Zusammensetzung der Tränen verändert sich somit: Sie werden insgesamt flüssiger. Ähnliches gilt auch für die *psychisch ausgelöste Tränenproduktion*.

Sehr wichtig: Lidschlagfrequenz

Mit jedem Lidschlag, normalerweise 5- bis 10mal in der Minute, wird der Tränenfilm neu aufgebaut und bleibt über eine gewisse Zeit stabil. Je nach seiner Stabilität reißt er nach einigen Sekunden auf, und es entstehen trockene Stellen. Die Binde- und Hornhaut liegt in diesem Bereich ungeschützt.

Ist nur ein Anteil des Tränenfilms vermindert, ändert sich seine Zusammensetzung, das wohlausgewogene Verhältnis seiner Komponenten zueinander ist gestört. Das intakte Zusammenspiel der einzelnen Bestandteile des Tränenfilms ist entscheidend, daher deckt der Begriff „trockenes Auge" nur einen Teilbereich des komplexen Geschehens ab. Die Störungs- und Schädigungsmechanismen sind mannigfaltig.

Entscheidend ist das exakte Zusammenspiel aller Komponenten des Tränenfilms.

Ursachen trockener Augen

Medikamente überprüfen

Das Auge gilt seit jeher als Spiegel des Körpers und der Seele. Dies trifft in ganz besonderer Weise auch für trockene Augen zu, und daher wird der Augenarzt nicht selten nach der Diagnose der Erkrankung einen Internisten konsultieren, um nach einer Grunderkrankung zu suchen oder die bestehende internistische Therapie auf den Prüfstand zu stellen: Eine ganze Reihe von Medikamenten trocknen nämlich das Auge aus und können somit die Symptomatik auslösen oder bestehende Beschwerden verstärken (Tabelle 4 und 5). Darüber hinaus kann auch in der Schwangerschaft ein trockenes Auge auftreten, und 25 Prozent aller Frauen in den Wechseljahren klagen über trockene Augen. Der Spiegel an weiblichen Hormonen (Östrogene) spielt in dieser Beziehung eine Schlüsselrolle.

Nach der Grunderkrankung suchen

Tabelle 4: Einige Allgemeinerkrankungen, die mit einem trockenen Auge einhergehen können

- Diabetes mellitus (Zuckerkrankheit)
- Hyperthyreose (Überfunktion der Schilddrüse)
- Erkrankungen des rheumatischen Formenkreises
- Autoimmunerkrankungen und Kollagenosen (Bindegewebserkrankungen)
- Allergien
- Hauterkrankungen (z.B. Akne, Neurodermitis)
- Infektionen (z.B. AIDS)

Tabelle 5: Einige Medikamentengruppen, deren Präparate zu einem trockenen Auge führen können

Medikamentengruppe	Anwendungsbereich
Acetylsalicylsäure (z.B. Aspirin)	Gegen Schmerzen
Anticholinergika (z.B. Buscopan)	Gegen Spasmen
Anticholinergika (z.B. Lisino)	Gegen Allergien
Beta-Rezeptorenblocker (z.B. Beloc)	Gegen Bluthochdruck und Angina pectoris
Diuretika (z.B. Esidrix)	Gegen Bluthochdruck und Ödeme
Ergotamin (z.B. Ergo-Kranit)	Gegen Migräne
Methotrexat	Gegen Tumoren
Neuroleptika (z.B. Haldol)	Gegen Migräne
Östrogene	Gegen Wechseljahres-beschwerden
Ovulationshemmer	Zur Schwangerschafts-verhütung
Reserpin (z.B. Briserin)	Gegen Bluthochdruck
Retinoide (z.B. Neotigason)	Gegen Akne und chronische Hauterkrankungen

Nicht selten liegt ein *Sjögren-Syndrom* vor, bei dem alle schleimproduzierenden Drüsen im Körper erkranken und weniger Schleim absondern. Es sind vorwiegend Frauen im mittleren Alter zwischen 40 und 60 Jahren betroffen. Als Ursache wird eine Kollagenerkrankung angenommen, die u.a. auch zu Mundtrockenheit und Gelenkbeschwerden führen kann.

Da Haut und Augenoberfläche entwicklungsgeschichtlich gleichen Ursprungs sind, neigen viele Patienten mit *chronischen Hautleiden* auch zu empfindlichen oder trockenen Augen.

Darüber hinaus kommen eine Reihe von *Augenerkrankungen* in Frage, die

Auge gründlich untersuchen

- entweder die Becherzellen der Bindehaut schädigen (z.B. das Schleimhautpemphigoid, Vitamin-A-Mangel und virusbedingte Bindehautentzündungen),
- zu einer Atrophie der Tränendrüse führen (z.B. nach Tränendrüsenentzündungen oder Bestrahlungen, vergleiche Kapitel „Entzündungen der Tränenorgane") oder
- durch eine Vernarbung der Lidhaut im Bereich der Lidränder mit einer verminderten Fettabsonderung einhergehen (z.B. bei chronischer Lidrandentzündung).

Auch bei Lidfehlstellungen, insbesondere bei einem Ektropium, bei Erkrankungen der Augenoberfläche und bei Schäden infolge einer Verätzung trocknet das Auge aus (vergleiche Kapitel „Fehlstellungen des Augenlides"). Ein häufig bei Schilddrüsenüberfunktion vorliegender Exophthalmus (Glanzauge, vergleiche Kapitel „Augenentzündungen bei Allgemeinerkrankungen") neigt zu Austrocknungserscheinungen, weil die Verdunstungsfläche des Auges größer ist.

Vorbeugen: viel trinken

Andererseits ist sehr wohl bekannt, daß mit *zunehmendem Lebensalter* durch den natürlichen Verlust von Drüsengewebe funktionelle Defizite auftreten. Beschwerden entstehen insbesondere dann, wenn ältere Menschen nicht ausreichend trinken und damit der Austrocknung ihrer Schleimhäute

Vorschub leisten. Der wichtigste Risikofaktor für die Entwicklung von Benetzungsstörungen am Auge ist demnach das Alter.

Umweltbelastung als Risikofaktor

Die Zahl der Patienten mit trockenen Augen hat in den vergangenen 20 Jahren vor allem unter den jüngeren Menschen deutlich zugenommen. Dies läßt einen unverkennbaren Bezug zu Umweltfaktoren erkennen, wobei der konkrete Einfluß von *Luftverschmutzung* und *Ozonbelastung* für die Entstehung eines trockenen Auges noch nicht restlos geklärt ist. Daß intensive *Bildschirmarbeit*, bei der nicht selten Beschwerden auftreten, einem trockenen Auge durch die Verminderung der Lidschlagfrequenz Vorschub leistet, ist seit längerem bekannt. In Amerika wird bereits vom „Office Eye Syndrome" (Büro-Augen-Syndrom) gesprochen. Auch der häufige Aufenthalt in *zu trockenen bzw. verräucherten Räumen*, insbesondere mit Klimaanlagen oder mit Zugluft, kann über kurz oder lang zu trockenen Augen führen. Inwieweit *Streßfaktoren* ein Auslöser sein können, ist bislang noch nicht schlüssig belegt. Entsprechende Vermutungen gibt es, zumal Untersuchungen gezeigt haben, daß Patienten mit trockenem Auge eine deutlich erhöhte psychosomatische Belastung aufweisen als andere Menschen.

Richtige Kosmetika verwenden

Eine falsche bzw. übertriebene Anwendung von *Kosmetika* kann die Ausführungsgänge der Lidranddrüsen verlegen oder die Fettschicht des Tränenfilms zersetzen. Langjähriges Tragen von *Kontaktlinsen* trocknet die Augen durch einen zunehmenden Muzinmangel und eine Veränderung der Tränenfilmosmolarität (pH-Wert-Verschiebung) aus, vor allem dann, wenn ausreichende Ruhepausen fehlen.

Kontaktlinsen trocknen aus

Ähnliches kann auch bei unkontrolliertem und unkritischem Gebrauch *konservierungsmittelhaltiger Augentropfen* vorkommen. Augentropfen, die zur Gefäßverengung führen, ein rotes Auge reizfrei machen (sogenannte *Weißmacher*) und zu einer bemerkenswerten Linderung der Beschwerden beim trockenen Auge führen, drosseln gleichzeitig die Tränenproduktion und verschlimmern langfristig gesehen das Krankheitsbild. Sie dürfen aus diesem Grunde beim Vorliegen eines trockenen Auges nicht oder nur kurzzeitig angewendet werden.

Veränderungen am Auge

Klinisch führt eine Benetzungsstörung der Augenoberfläche zunächst zu einer Reizung des Auges, schließlich aber auch zu Erkrankungen der Augenoberfläche. Bei einer Untersuchung mit der Spaltlampe kann der Augenarzt folgendes erkennen:

- eine Bindehautrötung,
- abgeschilferte, abgestorbene Zellen im Tränenfilm,
- einen deutlich schmaleren Tränenmeniskus (der auf der unteren Lidkante „aufliegende" Tränenfilm ist normalerweise 0,3 bis 0,4 Millimeter hoch),
- einen zähen, stagnierenden Tränenfilm und ein vermehrtes Auftreten von Schleimfäden, insbesondere im unteren Bindehautsack.

„Sand im Getriebe"

Durch die eingeschränkte Gleitfähigkeit treten vermehrt Bindehautfalten auf, die parallel zur Lidkante verlaufen. Auf der Lidkante und im Lidwinkel liegt oft schaumiges Sekret als Zeichen eines veränderten Tränenfilms.

Hornhautdefekte schmerzen

Bindehaut und Hornhaut sind mitunter glanzlos, auf der Oberfläche zeigen sich wenige Sekunden nach dem Lidschlag trockene Stellen, die auch zu schmerzhaften Epitheldefekten führen können. Diese Defekte werden sichtbar gemacht, indem ein Farbstoff ins Auge eingetropft wird, der im Bereich dieser Veränderungen haften bleibt (*Fluoreszeinfärbung*). Die mit Fluoreszein anfärbbaren Stippungen des Hornhautepithels – in der Fachsprache als Keratitis punctata superficialis bezeichnet – können in besonders schweren Fällen in eine *Fädchenkeratitis* übergehen. Dies ist dann die stärkste Ausprägung der Erkrankung und charakterisiert durch Epithelzellwucherungen und die Bildung von Epithelfädchen, welche, unterstützt durch die mangelnde Gleitfähigkeit des Oberlides auf der Hornhautoberfläche, bei jedem Lidschlag geradezu aus dem Zellverband herausmassiert werden.

Erblindung unwahrscheinlich

Eine von den Patienten mitunter befürchtete *Erblindung* kommt allerdings in zivilisierten Ländern bei entsprechender Behandlung nicht vor, wohl aber in Entwicklungsländern bei gleichzeitigem Vorliegen schwerer Allgemeinerkrankungen, z. B. bei chronischem Vitamin-A-Mangel. Dann ist die Hornhaut stumpf und trüb, später sprossen Gefäße in sie hinein, und Hornhautgeschwüre bilden Narben.

Zur Erinnerung: „Weißmacher", d. h. Augentropfen, die zur Gefäßverengung führen, ein rotes Auge reizfrei machen und zur Linderung der Beschwerden beim trockenen Auge führen, drosseln gleichzeitig die Tränenproduktion und verschlimmern damit langfristig das Krankheitsbild. Sie dürfen bei trockenen Augen nicht oder nur kurze Zeit angewandt werden.

Untersuchungsmöglichkeiten bei trockenen Augen

Spezialtests sichern Diagnose

Obwohl das trockene Auge meist schon bei der eingehenden Untersuchung an der Spaltlampe des Augenarztes erkannt wird und die typischen Beschwerden, gegebenenfalls auch die entsprechende Vorgeschichte (Anamnese) zur richtigen Diagnose führen, gibt es viele Spezialtests, deren Ergebnisse die Diagnose des Krankheitsbildes untermauern können (Tabelle 6). Die wichtigsten Spezialuntersuchungen werden im folgenden besprochen.

Tabelle 6: Untersuchung und Diagnose des trockenen Auges

Subjektive Symptome des Patienten	Brennen Kratzen Fremdkörpergefühl Jucken Verstärkte Ermüdbarkeit Lidschwellung Lichtscheu Organgefühl Rötung
Für die Anamnese des Augenarztes	Einnahme von Medikamenten? Allgemeinerkrankungen? Arbeitsplatzbedingungen? Freizeitaktivitäten? Gewohnheiten? Kosmetika? Kontaktlinsen?
Beurteilung des Auges an der Spaltlampe durch den Augenarzt	Reizung des Auges Abgeschilferte und abgestorbene Zellen im Tränenfilm Deutlich verschmälerter Tränenmeniskus Zäher, stagnierender Tränenfilm Schleimfäden Bindehautfalten parallel zur Lidkante Schaumiges Sekret auf der Lidkante und im Lidwinkel Glanzlose Binde- und Hornhaut mit trockenen Stellen Stippungen des Hornhautepithels Fädchenkeratitis
Spezialuntersuchungen durch den Augenarzt	Schirmer-Test Tränenfilmaufreißzeit Farnkrautphänomen Impressionszytologie

In der Praxis oft angewendet – Quantität der Tränen wird geprüft

Schirmer-Test. Der Schirmer-Test dient zur Bestimmung der Tränensekretion. Dazu wird ein 5 Millimeter breiter Filterpapierstreifen in den unteren Bindehautsack eingehängt. Mindestens 10 Millimeter dieses Teststreifens sollen in 5 Minuten befeuchtet sein; weniger als 5 Millimeter gelten als krankhaft (Abbildung 16). Dieser Test ist besonders einfach durchzuführen und wird deshalb sehr häufig angewandt. Da das Filterpapier die Bindehaut reizt, wird hiermit die *Reizsekretion* gemessen. Zur Bestimmung der *Basissekretion* wird die Bindehaut vor der Messung betäubt.

Prüfung der Qualität des Tränenfilms

Tränenfilmaufreißzeit. Mit diesem sehr einfach an der Spaltlampe durchführbaren Test wird nicht nur die Menge, sondern auch die Zusammensetzung des Tränenfilms geprüft. Nach dem Anfärben der Augenoberfläche mit Fluoreszein wird gemessen, wann der Tränenfilm die ersten Risse bekommt. Diese Zeit beträgt normalerweise 20 bis 30 Sekunden.

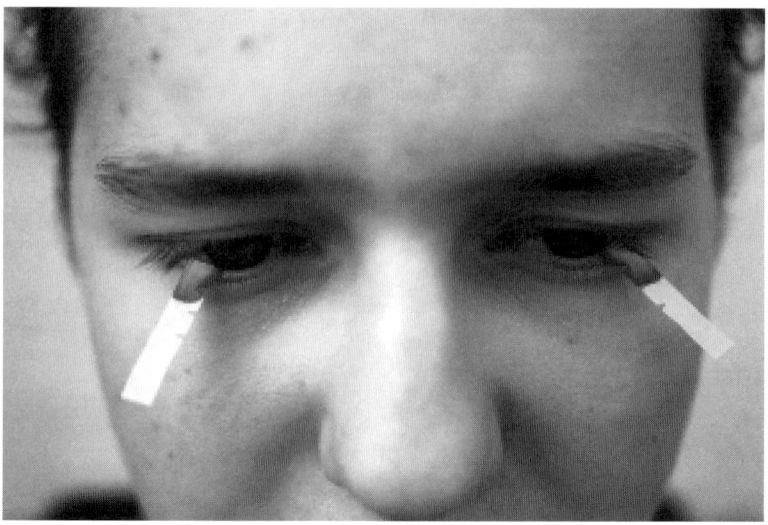

Abb. 16: Messung der Tränenproduktion mit dem Schirmer-Test

Farnkrautphänomen. Wenn man Tränen auf einer Glasplatte eintrocknen läßt, formen sich farnartige Kristalle aus. Diese Auskristallisation ist bei verminderter Tränenfilmqualität weniger ausgeprägt, und mitunter sind Kristallisationsdefekte sichtbar.

Die **Impressionszytologie** erlaubt es, die Dichte der schleimbildenden Becherzellen in der Bindehaut zu bestimmen. Dazu wird ein Millipore-Filter für 2 Sekunden auf die trockene und betäubte Bindehaut gedrückt. Der Abdruck wird unter dem Mikroskop bei 10facher Vergrößerung untersucht. Normalerweise lassen sich 1 bis 4 Becherzellen pro Beobachtungsfeld finden, bei einem trockenen Auge ist diese Zahl vermindert.

Können und Erfahrung gefragt

Weitere Untersuchungen. Die Bestimmung des Lysozyms, eines Enzyms, das Bakterien zerstört, und des Laktoferringehalts sowie die Messung der Tränenfilmosmolarität (pH-Wert-Messung) werden meist in Spezialabteilungen durchgeführt.

> Die Diagnose und Behandlung des trockenen Auges erfordert Können und große Erfahrung.

Medikamentöse Behandlung trockener Augen

Ursachenforschung betreiben

Im Vordergrund steht die ursächliche Abklärung (vergleiche Tabelle 4 und 5). Da es eine eigentliche Heilung nur selten gibt, muß sich der Patient in den meisten Fällen auf eine *Dauertherapie* einstellen. Medikamente, die zur Bildung von mehr und qualitativ höherwertigen Tränen führen, die also kausal wirken, gibt es leider nicht. Bei der symptomatischen Behandlung mit *Substitutionspräparaten,* den sogenannten *künstlichen Augentränen*, ist es besonders wichtig, einen Kompromiß zwischen möglichst langer Verweildauer am Auge und großer optischer Neutralität des verabreichten Medikaments zu finden. Mit anderen Worten: Die Augentropfen sollten möglichst lange im Auge bleiben und das Sehen nicht beeinträchtigen. Je visköser die Augentropfen sind, um so länger bleiben sie im Auge und desto häufiger gehen sie mit Schleiersehen einher. Sie sollten unbedingt den natürlichen Augentränen mit ihren chemischen und physikalischen Eigenschaften ähneln.

Natürliche Tränen durch künstliche ersetzt

Suche nach neuen Wirkstoffen hält an

Zu den älteren, aber sehr bewährten Polymerlösungen gehören *Methylzellulose, Hydroxypropylmethylzellulose, Polyvinylpyrrolidon* sowie *Polyvinylalkohol* und ihre Abkömmlinge. Neuartige *Hydrogele* (Polyacrylsäure) kommen in ihren Eigenschaften dem Muzin der Bindehaut sehr nahe. Bei milden und leichten Formen des trockenen Auges werden niedrigvisköse Augentropfen, z. B. Polyvinylpyrrolidon sowie Polyvinylalkohol empfohlen, die etwa 4mal täglich zu tropfen sind. Bei mittelschweren und schweren Verläufen kommen vorwiegend Zellulosederivate und Hydrogele zur Anwendung, die allerdings mehr als 4mal täglich getropft werden sollten. In schwereren Fällen kann natürlich auch häufiger getropft werden. In der täglichen Praxis hat es sich oft bewährt, während des Tages niedrigvisköse und zur Nacht höhervisköse Substanzen zu verwenden, zumal manche Patienten durch die Verwendung von Augen-Gel am Tag über kurzzeitiges verschwommenes Sehen und Verklebung der Augen klagen, was aber vor dem Zubettgehen kaum eine Rolle spielen dürfte. Der häufigste Fehler ist eine Unterdosierung. Das bedeutet jedoch nicht, daß „unbegrenzte" Mengen verwendet werden können, denn eine Überdosierung kann zur Bildung von Kristallen führen. Die für Sie am besten geeignete Menge finden Sie am besten durch Ausprobieren.

Mittlerweile ist der Markt von Tränenersatzmitteln kaum noch zu überblicken. Es gibt sehr viele Präparate mit unterschiedlichen Wirkungen (Tabelle 7). Im Einzelfall muß immer geprüft werden, mit welchem Mittel der Patient am besten zurechtkommt. Die richtige Auswahl des Tränenersatzmittels erfordert viel Erfahrung, zumal nicht von allen Betroffenen das gleiche Medikament gleich gut vertragen wird, ohne daß hierfür ein objektiver Grund erkennbar wäre. Alle gegenwärtig angebotenen Tränenersatzmittel enthalten weder toxische Stoffe, noch führen sie zu nennenswerten Nebenwirkungen.

Individuelle Suche nach passendem Medikament

Die meisten Medikamente werden in konservierter und unkonservierter Form angeboten. Hierbei ist zu beachten, daß das Konservierungsmittel in einigen Fällen reizend und allergisierend wirken und zu einer weiteren Austrocknung durch Verkürzung der Tränenfilmaufreißzeit beitragen kann. Bei längerer und häufiger Anwendung empfehlen sich daher *konservierungsmittelfreie Augentropfen in Einzeldosen.*

Ohne Konservierungsmittel schonender

Seit langem ist bekannt, daß *Vitamin A* für das Auge unentbehrlich ist. In Mitteleuropa werden allerdings mit der Nahrung ausreichende Mengen davon aufgenommen, so daß eine darüber hinausgehende Zufuhr durch Medikamente, von wenigen Ausnahmen abgesehen, entbehrlich ist.

Eine die Lipidphase des Tränenfilms unterstützende Tropfenbehandlung gibt es derzeit nicht. Die Talgdrüsenproduktion der erkrankten Lidranddrüsen kann jedoch durch spezielle *Lidrandhygiene* (Säubern der Lidkante, Entfernen von Hautschuppen und Krusten, Massage) mobilisiert werden. Dabei haben sich milde Baby-Shampoos, spezielle Lidreinigungspads oder Wattestäbchen bewährt.

Säuberung des Lides günstig

Der Krankheitsverlauf beim trockenen Auge ist meist langwierig. Das ständige Fremdkörpergefühl ist lästig, hat aber nur in Ausnahmefällen ernste Folgen. Oft ist eine Langzeitbehandlung notwendig.

Tabelle 7: In Deutschland handelsübliche Tränenersatzmittel (Auswahl)

Hersteller	Handelsname	Anwendung
Alcon	Protagent	Augentropfen
Alcon	Protagent SE	Augentropfen, unkonserviert
Alcon	Lacrisic	Augentropfen
Alcon	Lacrisic SE	Augentropfen, unkonserviert
Alcon	Thilo Tears Gel	Augen-Gel
Alcon	Thilo Tears SE	Augen-Gel, unkonserviert
Alcon	Isopto-Fluid SE	Augentropfen, unkonserviert
Alcon	Isopto-Naturale	Augentropfen
ankerpharm	Arufil	Augentropfen
Chemedica	Vislube	Augen-Gel, unkonserviert
Ciba Vision Ophthalmics	Oculotect Gel	Augen-Gel
Ciba Vision Ophthalmics	Oculotect fluid	Augentropfen
Ciba Vision Ophthalmics	Oculotect fluid sine	Augentropfen, unkonserviert
Mann	Artelac EDO sine	Augentropfen, unkonserviert
Mann	Liposic EDO	Augen-Gel, unkonserviert
Mann	Corneregel	Augentropfen
Mann	Vidisic	Augen-Gel
Pharm-Allergan	Celluvisc	Augentropfen, unkonserviert
Pharm-Allergan	Coliquifilm	Augensalbe
Pharm-Allergan	Lacrimal O.K.	Augentropfen, unkonserviert
Pharm-Allergan	Liquifilm	Augentropfen
Pharma Stulln	Lacri-Stulln UD	Augentropfen, unkonserviert
Pharma Stulln	Sicca-Stulln	Augentropfen
Ursapharm	Siccaprotect	Augentropfen
Winzer	Lacoptal sine	Augentropfen, unkonserviert
Winzer	Lacrigel	Augentropfen
Winzer	Sic-Ophtal sine	Augentropfen, unkonserviert
Winzer	Visc-Ophtal	Augen-Gel

Die wichtigsten Hinweise für die Anwendung von Augentropfen sind in Tabelle 8 zusammengefaßt.

Augentropfen richtig anwenden

Tabelle 8: Wichtige Hinweise für die Anwendung von Augentropfen

- Ziehen Sie beim Tropfen mit dem Zeigefinger der einen Hand das Unterlid nach unten, während die andere Hand einen Tropfen in den unteren Bindehautsack gibt.
- Berühren Sie mit dem Tropffläschchen nicht das Auge, da sonst der Inhalt der Flasche verunreinigt werden kann.
- Achten Sie auf das Verfallsdatum der Augentropfen. Sind Tropfflaschen einmal geöffnet, dürfen sie nur 4 Wochen verwendet werden.
- Um die Wirksamkeit der Augentropfen zu erhöhen und um zu verhindern, daß sie über die ableitenden Tränenwege gleich wieder aus dem Auge gelangen, können Sie nach dem Tropfen für 1 bis 2 Minuten den Tränennasengang zuhalten, indem Sie leicht auf den inneren Lidwinkel drücken.
- Kneifen Sie nach dem Tropfen möglichst nicht die Lider zusammen, da sonst der gerade verabreichte Augentropfen wieder aus dem Auge gepreßt wird.

Nichtmedikamentöse Behandlung trockener Augen

Zusätzliche Reizung meiden

Es versteht sich von selbst, daß Patienten mit trockenen Augen ihre Lebensumstände der Erkrankung anpassen sollten. Das bedeutet, verschmutzte Luft, trockene und verräucherte Räume, Klimaanlagen, Zugluft und schadstoffreiche Bürogeräte, wie z. B. Kopierer ohne Ozonfilter, zu meiden. Darüber hinaus sollte das Tragen von Kontaktlinsen auf ein Minimum reduziert werden, zumal bei kritikloser Anwendung bei trockenem Auge auch mit Augenschäden gerechnet werden muß. Muß es kurzzeitig dennoch sein, so gibt es eine Reihe konservierungsmittelfreier künstlicher Augentränen, die auch von Kontaktlinsenträgern verwendet werden können.

Brille überprüfen

Zur Beseitigung von Brechungsfehlern gehört natürlich auch deren richtige Korrektur, das heißt, die Brille muß stimmen und auch getragen werden. Bei Bedarf helfen getönte Gläser.

Es sollte auf alles verzichtet werden, was die Augen zusätzlich reizt, z. B. auch auf verschiedene Kosmetika: Falsche oder übermäßige Anwendung und unzureichende Lidrandreinigung beim Abschminken können bei vorbelasteten Patientinnen zu einer Sensibilisierung oder Allergisierung führen. Dadurch verstärkt sich die Symptomatik des trockenen Auges. Bei trockenen oder empfindlichen Augen sollten ausschließlich *Augenkosmetika* zum Einsatz kommen, die reizarm, hypoallergen, augenverträglich, konservierungsmittelarm sowie fett- bzw. duftstofffrei sind. Sie sollten aus wasserlöslichen Substanzen bestehen, deren Inhaltsstoffe aus dem Augenarzneimittelsektor stammen. Natürliche Präparate haben sich dabei am besten bewährt.

> Bei trockenen oder empfindlichen Augen sollten nur Augenkosmetika verwendet werden, die reizarm, hypoallergen, wasserlöslich und konservierungsmittelarm sowie fett- bzw. duftstofffrei sind. Natürliche Präparate haben sich dabei am besten bewährt.

Trockene Luft vermeiden

In Büroräumen und zu Hause muß auf *ausreichende Luftfeuchtigkeit* geachtet werden; übermäßiges Heizen verstärkt die Trockenheit der Luft. Luftbefeuchter oder schon das Aufstellen kleiner Schalen mit Wasser können die Beschwerden deutlich lindern. Patienten, die viel am Computer arbeiten, sollten während der Arbeit häufiger zwinkern oder den Augen mitunter etwas anderes anbieten. Oft genügt dazu schon der Blick aus dem Fenster auf die grüne Wiese. Mitunter können auch Augenbäder, z.B. ein lauwarmer Sud mit Augentrost, oder das Auflegen eines feuchten Waschlappens hilfreich sein.

In letzter Zeit ist bekannt geworden, daß sich die Behandlung mit weiblichen Hormonen (Östrogenen) bei Patientinnen mit trockenen Augen in den Wechseljahren deutlich beschwerdelindernd auswirkt.

Augen vor Zugluft schützen

In extremen Fällen kann eine *Brille mit anatomischem Seitenschutz* oder ein *Uhrglasverband* eine feuchte Kammer schaffen, in der das Verdunsten der Tränenflüssigkeit weitestgehend ausgeschaltet wird. Dies wird zum Beispiel beim Fahrradfahren oft als angenehm empfunden. Auch das *Veröden der Tränenpünktchen* als dauernder Verschluß oder deren Verstöpseln mit einem Kollagenstift oder Silikontampon, einem sogenannten *Punctum-plug*, als zeitlich begrenzter Verschluß (Abbildung 17, siehe Farbbildteil), können Linderung bringen.

Verstöpseln der Tränenwege

Diese Stöpsel sind sehr gut verträglich, in verschiedenen Größen erhältlich und können über Jahre im unteren Tränenpünktchen verbleiben. Mitunter kann, z.B. bei weit nach vorne getretenen Augen im Gefolge einer Schilddrüsenüberfunktion (Exophthalmus) eine lidchirurgische Maßnahme erwogen werden, z.B. eine Verengung der Lidspalte durch teilweises Zusammennähen des Ober- und Unterlides (*Tarsorraphie*). Transplantationen der Speicheldrüsen zur besseren Befeuchtung der Augen haben kein befriedigendes Ergebnis erbracht.

Aufklärung unverzichtbar

Die Betroffenen bedürfen der Unterstützung und Ermutigung, und vom behandelnden Arzt ist viel Einfühlungsvermögen gefordert, zumal es sich nicht selten um Patienten mit auffallend vielen psychischen Problemen handelt. Da sie besonders anfällig gegenüber Augeninfektionen sind, sollten sie bei verstärkter Rötung des Auges, Schleimabsonderung oder Schmerz sofort ihren Augenarzt aufsuchen.

> Zahlreiche klinische Studien belegen, daß unter dem Einfluß von Tränenersatzpräparaten neben einer Linderung der subjektiven Beschwerden auch eine meßbare Verbesserung des Tränenfilms stattfindet. Die Diagnostik und Behandlung von Benetzungsstörungen der Augenoberfläche gehört unstrittig in die Hände des Augenarztes. Weder der Patient noch der Hausarzt, Optiker oder Apotheker verfügen über die dazu notwendigen Kenntnisse und Geräte. Der Aufklärung des Patienten kommt dabei eine Schlüsselrolle zu.

Regelmäßige augenärztliche Kontrollen sollten stattfinden, und zwar je nach der Schwere des Krankheitsbildes alle 4 Wochen bis vierteljährlich. In einem Sicca-Paß können die Therapie, die objektiven Untersuchungsergebnisse und das subjektive Befinden des Patienten erfaßt und dokumentiert werden (Abbildung 18). Der Aufklärung der betroffenen Patienten kommt eine Schlüsselrolle zu.

Ältere Leute sollten unbedingt ausreichend trinken. Eine nährstoffreiche und ausgewogene Ernährung ist auf alle Fälle genauso hilfreich wie eine gesunde Lebensführung mit ausgiebiger sportlicher Betätigung und häufigen Aufenthalten an der frischen Luft. Ein Schlafdefizit verstärkt die Symptomatik.

Paramedizinische Verfahren umstritten

Der Wert der Akupunktur ist sehr umstritten und wissenschaftlich nicht gesichert. Naturheilkundliche Verfahren, biochemische Homöopathie, Urintherapie, Fußreflexzonentherapie, Ölschlürfen, Heilerde, Bachblütenbehandlung, eine Therapie gegen Pilze im Darm, Schwitzen und Sauna wurden immer wieder ausprobiert, haben aber zu keinem Durchbruch in der Behandlung des trockenen Auges geführt. Immerhin: Schäden sind dabei nicht entstanden, ein meßbarer, wissenschaftlich nachvollziehbarer Nutzen allerdings auch nicht.

SICCA-PASS

Datum	Künstliche Träne	tägliche Anwendungshäufigkeit	systematische Begleitmedikation	Schirmer-Test in mm (Normwert 10 mm)	BUT in sec (Normwert 10 sec)	Befinden 1 = sehr gut 2 = gut 3 = mäßig 4 = schlecht	Bemerkungen	nächster Augenarzttermin

Abb. 18: Sicca-Paß, in dem die Therapie, die Untersuchungsergebnisse und das subjektive Befinden eines Patienten mit trockenem Auge eingetragen werden können
BUT: break-up-time = Tränenfilmaufreißzeit

Augenreizungen durch Kontaktlinsen

Kontaktlinsen schwimmen im Tränenfilm unmittelbar auf der Hornhautoberfläche. Sie bewegen sich und führen bei entsprechender Anpassung, richtiger Pflege, adäquater Anwendung und ausreichender Tränenmenge zu keiner Irritation des Auges. Die wichtigsten Kennwerte von Kontaktlinsen sind neben materialspezifischen Angaben (z. B. der Sauerstoffdurchlässigkeit):

- der zentrale Rückflächenkrümmungsradius,
- der Durchmesser und
- die in Dioptrien gemessene optische Wirkung.

Wichtig: individuelle Anpassung!

Kontaktlinsen müssen sehr individuell angepaßt und ausgewählt werden. Die Betreuung von Patienten mit Kontaktlinsen erfordert viel Erfahrung und Verantwortungsbewußtsein.

Kontaktlinsenarten

Harte Kontaktlinsen gewöhnungsbedürftig

Harte Kontaktlinsen sind *formstabil* und in der Anfangsphase gewöhnungsbedürftig. Sie verursachen ein leichtes Fremdkörpergefühl, das aber später kaum noch als störend empfunden wird. Der Träger wird kaum dazu verleitet, sie länger als erlaubt im Auge zu belassen, weil ansonsten ein lästiges Fremdkörpergefühl als Warnsignal auftritt. Der Durchmesser harter Kontaktlinsen ist kleiner als der der Hornhaut. Sie gleichen eine unregelmäßige Hornhautoberfläche besonders gut aus.

Weiche Kontaktlinsen eignen sich weniger zur Korrektur von Hornhautunregelmäßigkeiten, weil sie die Form der Hornhautoberfläche annehmen. Sie erfordern einen größeren Pflegeaufwand, sind aber etwas besser verträglich, insbesondere in der Eingewöhnungszeit. Der Tragekomfort ist deutlich besser, daher bevorzugen viele Patienten weiche Kontaktlinsen, obwohl bei unsachgemäßer Pflege oder unkritischem Gebrauch die Komplikationsrate bemerkenswert sein kann: Bei der Verwendung unsteriler Kontaktlinsenlösungen und bei unhygienischer Handhabung können schwere Hornhautentzündungen entstehen. Oft spüren die Kontaktlinsenträger wegen der guten Verträglichkeit die bestehende Gefahr nicht. Werden die Kontaktlinsen zu lange im Auge belassen, bilden sich zur besseren Versorgung der unterversorgten Hornhaut neue Gefäße aus, die zu irreparablen Schäden führen können.

Weiche Kontaktlinsen mit Risiken

Bei Verwendung unsteriler Kontaktlinsenlösungen und bei unhygienischer Handhabung können schwere Hornhautentzündungen entstehen!

Der Durchmesser weicher Kontaktlinsen ist größer als der der Hornhaut. Nur in Ausnahmefällen, z.B. bei der Korrektur einer Linsenlosigkeit älterer Menschen nach einer Operation bei Grauem Star, werden *Dauertragelinsen* angepaßt, die einige Wochen im Auge verbleiben dürfen, danach aber gründlich gereinigt werden müssen.

Um das Hygieneproblem bei weichen Kontaktlinsen besser in den Griff zu bekommen und den negativen Einfluß von Ablagerungen auf der Linsenvorderfläche zu begrenzen, sind sogenannte Wegwerflinsen (*Austauschsysteme*) im Handel, die täglich, wöchentlich oder monatlich ausgetauscht werden. Sie haben den Vorteil, daß nach einer gewissen Zeit immer wieder frische, saubere und unverbrauchte Kontaktlinsen ins Auge gegeben werden. Die Infektionsgefahr durch Verunreinigungen ist damit deutlich geringer. Darüber hinaus bieten derartige Austauschsysteme den Vorteil, daß bei einem zunehmenden Brechungsfehler, etwa bei Kurzsichtigkeit, keine neuen Anschaf-

Austauschsysteme hygienisch am besten

fungskosten entstehen, da bei dem nächsten Austausch einfach eine etwas stärkere Linse verwendet werden kann.

Weiche Kontaktlinsen können auch als Medikamententräger oder als Verband bei chronischen Hornhauterkrankungen verwendet werden, weil sie in der Lage sind, Wirkstoffe zu speichern. Sie werden auch immer häufiger bei kleineren, insbesondere zentralen, die Hornhaut durchbohrenden Verletzungen eingesetzt (vergleiche Kapitel „Verletzungen des Auges“). Unter diesen Linsen kommt es zunächst zum Verkleben der Wunde, später zu ihrer Heilung.

Speziallinsen aus medizinischen Gründen

Eingefärbte Kontaktlinsen (Iris-print-Linsen) stehen bei fehlender Regenbogenhaut mit entsprechend erhöhter Blendempfindlichkeit zur Verfügung. Dieser Zustand kann angeboren sein, z. B. bei Albinos, oder traumatisch auftreten (Aniridie). Kontaktlinsen mit dem Aufdruck figürlicher Motive, die sich als Modeerscheinung in der letzten Zeit immer größerer Beliebtheit erfreuen, werden aus medizinischer Sicht wegen der Beeinträchtigung des Pupillenspiels und überdurchschnittlichen Reizerscheinungen abgelehnt.

Bifokale Kontaktlinsen für das Sehen in der Nähe und Ferne haben sich noch nicht durchsetzen können. Die Entwicklung derartiger Kontaktlinsen ist nicht einfach, zumal völlig andere Wege als bei bifokalen Brillengläsern beschritten werden müssen.

Vor- und Nachteile von Kontaktlinsen

Optische Vorteile

Vorteile. Ein Vorteil von Kontaktlinsen besteht in einer exakteren optischen Abbildung, insbesondere beim seitlichen Blick. Eine ungleiche Brechkraft zwischen beiden Augen läßt sich besser auskorrigieren als mit einer Brille. Eine durch das Brillengestell hervorgerufene Einschränkung des Gesichtsfelds entfällt.

Medizinische Risiken

Nachteile. Der wichtigste Nachteil liegt trotz moderner, sauerstoffdurchlässiger Materialien in der Beeinträchtigung des Stoffwechsels der Hornhaut. Kontaktlinsen sind pflegeaufwendig, und die individuelle Verträglichkeit ist sehr verschieden. Nachtpausen sind bis auf besondere Ausnahmen unbedingt erforderlich, damit sich die Hornhaut erholen kann.

Vorsicht bei trockenem Auge!

Personen mit trockenen Augen sind weniger für das Tragen von Kontaktlinsen geeignet, obwohl Tränenmangel keine absolute Kontraindikation mehr gegen Kontaktlinsen darstellt. Da die Kontaktlinse auf dem Tränenfilm schwimmt, kommt es bei ungenügender Tränenflüssigkeit zu einer ständigen mechanischen Reizung des Auges mit Fremdkörpergefühl, die nur vorübergehend durch das Hinzutropfen von künstlichen Augentränen (z. B. Protagent SE) gelindert werden kann: Ein Nachbenetzen mit künstlichen Augentränen und Kompromisse bei der Tragedauer lassen in vielen komplizierten Fällen ein Tragen zu. Weiche Kontaktlinsen werden immer noch besser vertragen als harte.

Es ist wie in der Binnenschiffahrt: Bei Niedrigwasser werden die Lastkähne nur halb beladen, bei extremer Trockenheit muß der Schiffsverkehr, so bitter es auch sein mag, vollständig eingestellt werden, damit die Schiffe nicht auf Grund laufen und beschädigt werden (vergleiche Kapitel „Tränenmangel und trockene Augen“).

Bei weichen Kontaktlinsen besteht immer die Gefahr, daß Toxine oder Allergene (Reinigungsflüssigkeit, Konservierungsmittel, Wirkstoffe von Augentropfen, Umweltgifte) im Material gespeichert werden. Dieses Phänomen wird zum Teil ausgenutzt, indem weiche Kontaktlinsen als Medikamententräger verwendet werden.

Zu lange getragene Kontaktlinsen aller Art können neben ständigen Bindehautreizungen zu dauerhaften *Hornhauttrübungen* führen. Bei harten Linsen sind durch Manipulationen *Hornhautverletzungen* möglich. Derartige Verletzungen werden unter weichen Kontaktlinsen kaum wahrgenommen, so daß manche Patienten ihre Linsen bei Hornhautdefekten im Auge belassen, um den Schmerz zu vermeiden. Diese Defekte können sich dann mit Bakterien oder Pilzen infizieren, zu schweren Hornhautgeschwüren führen und mit erheblicher Narbenbildung einhergehen (vergleiche Abschnitt „Amöbenkeratitis").

Infektionsgefahr bei mangelnder Pflege

Wichtig! Zu lange getragene Kontaktlinsen aller Art können neben ständigen Bindehautreizungen zu dauerhaften *Hornhauttrübungen* führen.

Weiche Linsen fördern eine oberflächliche Gefäßeinsprossung und können auch noch nach Jahren schwere, chronische, pflastersteinartige Schwellungen der Bindehaut des Oberlides bedingen (*großfollikuläre Konjunktivitis*), die einer chronischen allergischen Bindehautentzündung ähneln (vergleiche Kapitel „Allergien"). Möglicherweise wirken dabei denaturierte Proteine auf der Oberfläche der Kontaktlinsen als Antigen. Bei *Pflegefehlern* und *Allergien auf Pflegemittel* ist es möglich, daß die Hornhaut vorübergehend Schaden nimmt und die Bindehaut reizt. Auch bei allen anderen oben angesprochenen Faktoren kann zeitweilig oder ständig ein rotes Auge mit entsprechenden Beschwerden auftreten.

Achtung! Verunreinigte Kontaktlinsen sind eine ständige Infektionsgefahr (Abbildung 19, siehe Farbbildteil). Eine regelmäßige Hornhautkontrolle durch den Augenarzt ist bei Kontaktlinsenträgern unerläßlich.

Allergien

Jede/r 5. betroffen

Schätzungen von Experten zufolge leiden etwa 21 Prozent aller Bundesbürger an allergischen Beschwerden, und ihre Zahl steigt ständig von Jahr zu Jahr. Nur ein Drittel der Betroffenen kennt die Ursache der Beschwerden und kann entsprechende und gezielte Maßnahmen dagegen ergreifen.

Auch allergische Reaktionen speziell der Lidhaut durch eine Überempfindlichkeit gegenüber Augentropfen oder -salben, Heftpflaster oder Kosmetika sind relativ häufig.

Auch nach Jahren möglich

Das *Lidekzem* äußert sich zunächst in einer Rötung und Schwellung, später in Bläschenbildung und Schuppung (Abbildung 20, siehe Farbbildteil). Es kann auch nach Jahren der ständigen Verwendung dieser Substanzen auftreten, selbst wenn eine Reihe von Patienten diesen Zusammenhang nicht wahrhaben will. Nach Absetzen der auslösenden Substanz sollte mit kortisonhaltigen Augensalben und Augentropfen behandelt und eine Allergietestung beim Allergologen vorgenommen werden.

Typisch: starke Bindehautschwellung

Eine *allergische Bindehautentzündung* ist weitaus häufiger (Abbildung 21, siehe Farbbildteil). Sie äußert sich bei Überempfindlichkeit gegenüber bestimmten Medikamenten oder Antigenen (Pollenstaub, Bakterien) als sehr schnell auftretende Bindehautreizung und -schwellung sowie als ausgeprägte Lidschwellung. Zuweilen ist das Auge völlig zugeschwollen, und mitunter hängt die glasig geschwollene Bindehaut über die Lidkante und gibt zur Besorgnis Anlaß (Abbildung 6a, siehe Farbbildteil). Der Patient spürt einen verstärkten Tränenfluß, ein Brennen und nicht selten erheblichen Juckreiz. Besonders häufig treten allergische Bindehautentzündungen im Frühjahr und zur Zeit der Heuernte auf (Heuschnupfen-Konjunktivitis), auch wenn über das gesamte Jahr verteilt jeweils bestimmte Pflanzen blühen (Tabelle 9).

Tabelle 9: Pollenflugkalender mit den Blühzeiten, in der bei Allergikern allergische Bindehautentzündungen auftreten können (dunkle Flächen: Hauptblühzeit; helle Flächen: Vor- und Nachblüte)

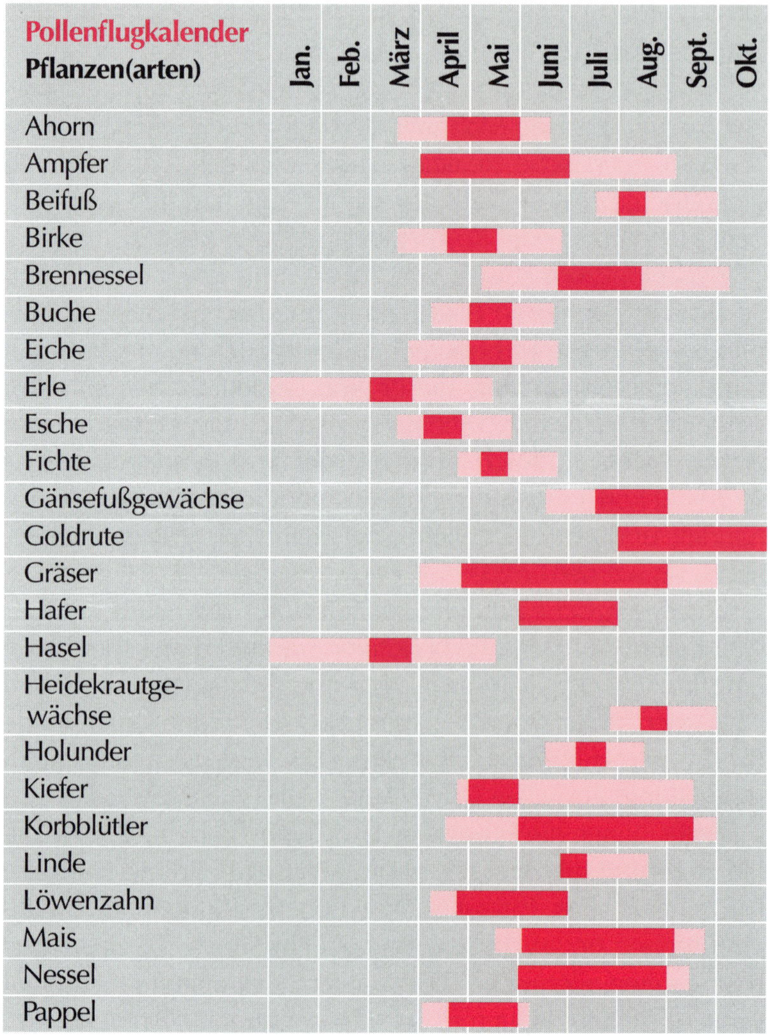

Tabelle 9 (Fortsetzung)

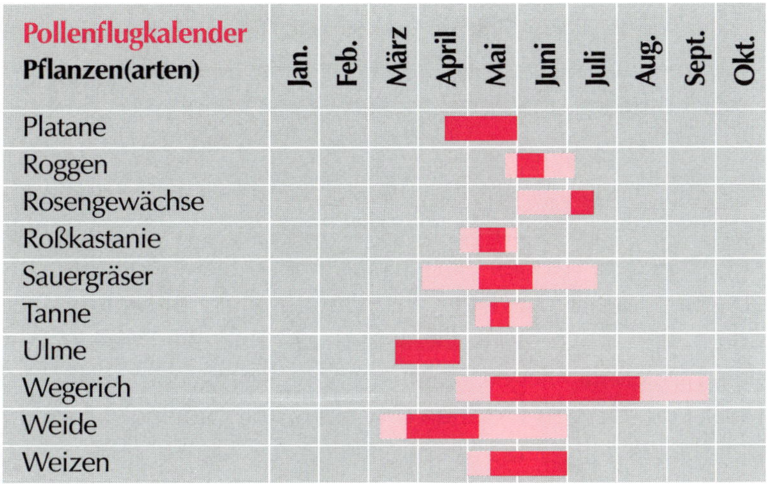

Bei chronisch-allergischen Bindehautentzündungen steht die Ausbildung rundlicher, entzündlicher Schwellungen (*Follikel*) im Vordergrund (Abbildung 6b im Farbbildteil, *Follikularkatarrh*). Diese treten auch im Zusammenhang mit jahrelangem kritiklosen Tragen weicher Kontaktlinsen auf (*großfollikuläre Konjunktivitis*, vergleiche Abschnitt „Vor- und Nachteile von Kontaktlinsen").

Allergietestung wichtig

So schnell die Beschwerden bei den meisten allergisch bedingten Bindehautreizungen auftreten, so rasch können sie bei entsprechender Behandlung und Vermeidung der auslösenden Ursache auch wieder verschwinden. Therapeutisch werden sogenannte Mastzellstabilisatoren (Lodoxamid oder Cromoglicinsäure) und H_1-Rezeptorenblocker (Levocabastin und Emedastin) verabreicht. In schweren Fällen können kurzfristig auch kortisonhaltige Präparate eingesetzt werden. Von der Selbstmedikation mit abschwellenden Produkten aus der Apotheke (Weißmacher) ist abzuraten, da sie bei längerem Gebrauch eher schädigen als nützen und zu trockenen Augen führen können. Nach der Allergietestung kann auch eine Desensibilisierung durch den Hautarzt oder Allergologen hilfreich sein.

Selbstmedikation mit abschwellenden Produkten aus der Apotheke (Weißmacher) ist bei allergisch bedingter Bindehautentzündung ungeeignet, da sie bei längerem Gebrauch zu trockenen Augen führen können.

Darüber hinaus gibt es eine Vielzahl von besonderen allergischen Bindehautreizungen, speziell bei *Ekzematikern*. Bei einer *Phlyktäne* handelt es sich um eine knötchenförmige Entzündung der Bindehaut, die hauptsächlich im Kindesalter durch eine Überempfindlichkeit gegen Bakterien auftritt: Auf der Bindehaut liegen zahlreiche reiskorngroße, gelbliche Knötchen, die von Gefäßen umgeben sind. Sie verschwinden innerhalb weniger Tage komplikationslos, kehren aber häufig wieder. Sie können im Einzelfall auch auf die Hornhaut überwachsen und dann Narben bilden.

Auch der *Frühjahrskatarrh* tritt vorwiegend bei Kindern und Jugendlichen auf. Neben allergisch-hyperergischen Faktoren spielen möglicherweise auch klimatische Einflüsse eine Rolle, zumal die Bindehautentzündung vorwiegend im Frühjahr und Herbst auftritt: An der Bindehaut des Oberlides bilden sich beidseitig rötliche, abgeplattete, pflastersteinartige Gefäßwucherungen aus, die zu erheblichem Fremdkörpergefühl führen. Die Behandlung unterscheidet sich nicht von der einer Heuschnupfen-Konjunktivitis.

Insektenstiche mit ähnlichen Symptomen

Nach *Insektenstichen* am Auge treten neben einem roten Auge auch Lid- und Bindehautschwellungen auf, die denen bei allergischen Reaktionen ähnlich sind. Die Therapie besteht in kortisonhaltigen Augensalben und -tropfen sowie in kühlen Umschlägen. Werden die Stiche aufgekratzt, ist die Infektionsgefahr groß.

Umweltbedingte Augenentzündungen – Reizkonjunktivitis

Auge und Lidhaut sind ausgesprochen empfindlich: Nirgendwo sonst am menschlichen Körper haben Schleimhäute so großflächig und so direkt Kontakt mit der Umwelt, befindet sich ein hochempfindliches Sinnesorgan so weit an der Körperoberfläche wie das Auge. Dabei ist die Haut im Augenbereich 3- bis 5mal dünner als die übrige Gesichtshaut und enthält deutlich weniger Talg- und Schweißdrüsen, die sie vor Streß und Austrocknung schützen könnten. Die Augenpartie wird darüber hinaus durch etwa 10 000 Lidschläge pro Tag dauerbelastet.

Umweltfaktoren entscheidend

Entsprechende *Reizungen der Bindehaut und Lidhaut* sind nicht selten die Antwort auf zu intensives Arbeiten am Bildschirm, intensive UV-Bestrahlung, Umweltverschmutzung, Zigarettenrauch, Staub, Zugluft, Kälte und ungeeignete Kosmetikprodukte. Die Symptome zeigen sich mit

- Brennen,
- Jucken,
- Sandkorn- und Fremdkörpergefühl,
- Lidschwellungen sowie
- gesteigertem Tränenfluß.

Mitunter liegt ein Brechungsfehler – meist eine *Übersichtigkeit* – vor, die mit einer Brille auskorrigiert werden muß; daher sollte eine exakte Sehschärfenprüfung in jedem Fall bei gereizten Augen vorgenommen werden. In Zweifelsfällen muß die Pupille medikamentös erweitert werden, da nur so der Brechungsfehler des Auges exakt bestimmt werden kann. Andernfalls führt ein Krampf des inneren Augenmuskels, der nur nach einer Pupillenerweiterung gelöst werden kann, zu Fehleinschätzungen und ggf. zur Unterkorrektur.

Brechungsfehler und Schielstellung ausschließen

Manchmal liegt auch ein Ungleichgewicht der äußeren Augenmuskeln bzw. ein verstecktes Schielen (*Heterophorie*) vor. Dieses Ungleichgewicht kann in Belastungssituationen zu Kopf- und Augenschmerzen, in seltenen Fällen auch zu Augenreizungen führen. Mitunter bestehen auch enge Verbindungen zu einem trockenen Auge (vergleiche Kapitel „Augenreizungen durch Kontaktlinsen"), wenn der Schutz der Tränenflüssigkeit fehlt.

In diesem Zusammenhang kommt der Augenbelastung an einem Bildschirm-Arbeitsplatz eine besondere Bedeutung zu, daher wurden innerhalb der Berufsgenossenschaften ergonomische Richtlinien und Sicherheitsregeln erlassen. Die Anforderungen an einen Bildschirm-Arbeitsplatz sind in Tabelle 10 zusammengestellt.

Anforderungen an einen Bildschirm-Arbeitsplatz

Tabelle 10: Anforderungen an einen Bildschirm-Arbeitsplatz

- Beleuchtungsstärke zwischen 400 und 600 lux. Eine zu helle Beleuchtungsstärke erschwert die optische Wahrnehmung. Tageslicht gilt als optimale Beleuchtung. Vermeidung von farbigen Leuchtkörpern, Vermeidung von ungeschützten Leuchtstoffröhren, weil diese Blendeffekte hervorrufen; Vermeidung von Kontrastsprüngen im Computer-Umfeld; Vermeidung von schwarzer Farbe als Bildschirmhintergrund
- Minimierung von Reflexen auf dem Bildschirm, auf Wänden und Möbeln (Verwendung von Farben mit mittlerem Reflexionsfaktor, z. B. Beige)
- Einhaltung einer Entfernung zwischen Auge und Bildschirm von 50 bis 70 Zentimetern
- Die Bildschirmoberkante sollte nicht über die Augenhöhe hinausreichen. Eine leichte Blickneigung von etwa 30 Grad ist empfehlenswert.

- Die Beine sollten einen Mindestspielraum von 650 Millimeter Höhe haben. Als Sitz eignet sich am besten ein höhenverstellbarer Drehstuhl oder Drehsessel.
- Mehrere kurze Erholungspausen sind wirkungsvoller als eine lange. Der bzw. die am Computer Tätige sollte den Augen von Zeit zu Zeit einen kurzen Blick aus dem Fenster oder auf eine grüne Pflanze gönnen.
- Gesunde Augen und eine gute Sehleistung sind die wichtigsten Voraussetzungen, um den Anforderungen am Computer gewachsen zu sein. Der richtig angepaßten Brille oder Kontaktlinse kommen in diesem Zusammenhang eine große Bedeutung zu. Augenärztliche Untersuchungen der Sehschärfe, des beidäugigen Sehens sowie des Farbensinns und des Gesichtsfeldes sind im Untersuchungsgrundsatz „G37-Bildschirm-Arbeitsplatz“ geregelt.
- Eine Alterssichtigkeit sollte ausgeglichen werden. Bei der Verschreibung der Brille sollte der Arbeitsabstand zum Computer berücksichtigt werden. Stärker getönte Gläser eignen sich dabei nicht, da sie die Leuchtdichteverhältnisse ungünstig verändern. Eine Entspiegelung ist allerdings empfehlenswert, da sie die auf dem Brillenglas auftretenden Reflexe mindert.

Bei empfindlichen Augen sollte auf alles verzichtet werden, was die Augen zusätzlich belastet (vergleiche Kapitel „Augenreizungen durch Kontaktlinsen“), z. B.

- Zigarettenrauch,
- Übermüdung,
- Überlastung der Augen,
- falsche oder übermäßige Anwendung von Augenkosmetika und
- unzureichendes Reinigen der Lidränder beim Abschminken.

Entzündungshemmende Augentropfen nie über mehrere Monate verwenden

Treten dennoch Lidreizungen und Bindehautrötungen auf, können milde entzündungshemmende bzw. gefäßverengende Augentropfen verwendet werden. Gefäßverengende Augentropfen (sogenannte Weißmacher) sollte man nie über einen längeren Zeitraum von mehreren Wochen benutzen, weil sie zu einer Austrocknung des Auges führen können. Kurzzeitig angewandt, können sie allerdings zu einer entscheidenden Verbesserung der Situation beitragen.

Augenentzündungen bei Allgemeinerkrankungen

Haut und Augenoberfläche sind gleichen Ursprungs

Haut und Augenoberfläche sind entwicklungsgeschichtlich gleichen Ursprungs. Viele Patienten mit chronischen Hauterkrankungen haben daher auch Augenprobleme und nicht selten auch rote Augen. Andererseits wird immer wieder beobachtet, daß bei Allgemeinerkrankungen wie Tuberkulose, Lues, Virusinfektionen, Diabetes mellitus, Bluthochdruck (Hypertonie) und Erkrankungen des rheumatischen Formenkreises Augenentzündungen anzutreffen sind. Auf die wichtigsten wird im folgenden näher eingegangen.

Ekzematiker neigen, insbesondere im Kindesalter, zu chronisch wiederkehrenden Bindehautentzündungen sowie zu knötchenförmigen Geschwüren. Diese werden als Phlyktänen bezeichnet und führen zu starkem Augentränen, Lichtscheu und Lidkrampf (vergleiche Kapitel „Allergien").

Rötung und Schwellung im Gesicht

Rosacea (Kupferfinne) ist durch Rötungen, Schwellungen, Gefäßerweiterungen und Knötchenbildung im Gesichtsbereich sowie durch eine Hypertrophie der Nase (Rhinophym) gekennzeichnet. In 2 bis 5 Prozent der Fälle werden auch Reizzustände des Auges beschrieben. Das Krankheitsbild ist in vielerlei Hinsicht der Augenbeteiligung bei Ekzematikern ähnlich, auch wenn es im Gegensatz zu dieser verstärkt im Erwachsenenalter auftritt. Meist ist die Hornhaut in gewissen Zeitabständen an verschiedenen Stellen betroffen. Auffallend ist, daß der Prozeß regelmäßig von einwachsenden Gefäßen begleitet wird. Danach bilden sich dichte Hornhautnarben aus, die oft ein kalkig-weißliches Aussehen haben und wenig Tendenz zur Aufhellung zeigen. Die Behandlung erfolgt zusammen mit dem Hautarzt. Die Binde- und Hornhautentzündungen sprechen gut auf kortisonhaltige Augentropfen an.

Schmerzhafte Harnsäurekristalle im Auge

Gicht ist eine Störung des Harnsäurestoffwechsels, bei der Harnsäurekristalle in der Binde- und Hornhaut abgelagert werden. Sie können zu hartnäckigen und schmerzhaften Entzündungen und zu Fremdkörpergefühl führen.

Iritis bei Rheuma

Erkrankungen des rheumatischen Formenkreises können mit Entzündungen des Auges einhergehen. Viele von ihnen, z. B. der Morbus Bechterew, führen zu Entzündungen der Regenbogenhaut mit dumpfen Schmerzen, verschleiertem Sehen, Lichtscheu und verstärktem Tränenfluß (vergleiche Kapitel „Entzündung der Regenbogenhaut"). Bei anderen Erkrankungen, z. B. bei der Polyarthritis, tritt ein trockenes Auge auf (vergleiche Kapitel „Augenreizungen durch Kontaktlinsen").

Bluthochdruck (Hypertonie) wird nicht selten von roten Augen und häufigem Augentränen begleitet. Die Ursache liegt in einer verstärkten Blutfüllung der Bindehautgefäße. Darüber hinaus führen einige blutdrucksenkende Medikamente zur Austrocknung der Bindehaut (vergleiche Tabelle 5), welche die Bindehautreizung noch verstärkt. Nicht selten treten im Zusammenhang mit kurzzeitig ansteigendem Blutdruck und Blutdruckkrisen *Bindehautunterblutungen* auf, da die Gefäßwände der Bindehaut dem erhöhten Druck nicht standhalten können und platzen.

Spontane Unterblutung der Bindehaut harmlos

Ähnliche Veränderungen lassen sich gelegentlich nach starken Hustenanfällen, nach Verletzungen (vergleiche Kapitel „Verletzungen des Auges"), bei Störungen der Blutgerinnung oder bei intensivem Pressen bei hartem Stuhlgang oder unter der Geburt finden. Auch Neugeborene haben nicht selten solche Bindehautunterblutungen infolge des Geburtstraumas. Das Auge ist in diesem Fall hochrot, die Betroffenen haben allerdings keinerlei Beschwerden.

Diabetiker neigen zu häufigen Lidrandentzündungen und Gerstenkörnern (Hordeolose, vergleiche Kapitel „Entzündungen der Regenbogenhaut").

Beim **Stevens-Johnson-Syndrom** oder **Fuchs-Syndrom** treten über den ganzen Körper verteilt Haut- und Schleimhautrötungen mit Pickel- und Blasenbildung sowie Gewebsuntergang auf. Es handelt sich wahrscheinlich um ein immunologisches Krankheitsgeschehen nach Infektionen oder um eine allergisch-hyperergische Reaktion auf Medikamente mit lebensbedrohlichem Charakter. Die Bindehaut ist mit einbezogen: Sie ist geschwollen und bildet Blasen und Geschwüre. Oft liegen membranartige Veränderungen auf der Oberfläche. Im späteren Verlauf kommt es zu Verwachsungen.

Blasen über den ganzen Körper verteilt

Die **Sinus-cavernosus-Thrombose** ist ein schweres, akutes Krankheitsbild mit Kopfschmerzen, Benommenheit, Fieber, Erbrechen und multiplen Lähmungen der Hirnnerven sowie einem meist beidseitigen Hervortreten der Augen (Exophthalmus) sowie starker Rötung und Schwellung der Bindehäute. Es bestehen Thrombosierungen der Venen im Gehirn (Sinus cavernosus) oder septische Thrombosen bei eitrigen Prozessen der Nachbarschaft, insbesondere des Mittelohrs, des Felsenbeins und des Gesichts.

Thrombosierungen der Venen im Gehirn

Die Behandlung liegt in den Händen von Internisten, Neurochirurgen oder Hals-Nasen-Ohren-Ärzten.

Bei **Schilddrüsenüberfunktion** (Hyperthyreose) kann es zu komplexen Augenveränderungen kommen, deren wichtigste das Hervortreten des Augapfels (Exophthalmus) als Teil der klassischen *Merseburger Trias* (Exophthalmus, weiche Struma, beschleunigter Herzschlag) ist. In etwa 10 Prozent der Fälle tritt der Exophthalmus einseitig auf. Darüber hinaus finden sich neben Veränderungen des Lides häufig auch Bindehautreizungen und eine vermehrte Tränenproduktion. Weil das

Glanzauge: Bindehautreizung und Tränen

Auge dann nicht selten ein glänzendes Aussehen annimmt, wurde früher in diesem Zusammenhang vom Glanzauge gesprochen (Abbildung 22, siehe Farbbildteil).

Bei schneller und ständiger Zunahme des Exophthalmus, insbesondere bei völliger hormoneller Entgleisung, kann sich ein *maligner Exophthalmus* entwickeln, bei dem die Lidränder die geschwollene Bindehaut strangulieren und einen vollständigen Lidschluß unmöglich machen: Die Bindehaut ist dabei stark gereizt bzw. gestaut und quillt aus der Lidspalte hervor. Da die Hornhaut nur noch teilweise durch das Oberlid bedeckt wird, neigt sie zum Austrocknen. Im unteren Hornhautdrittel kann sich ein Defekt, später ein Geschwür ausbilden (vergleiche Kapitel „Bindehaut- und Hornhautentzündungen“).

Verletzungen des Auges

Oberflächliche mechanische Verletzungen

Bindehautunterblutungen durch Verletzungen treten insbesondere nach Prellungen des Augapfels, nach Schnitt- und Fremdkörperverletzungen, aber auch bei Schädelbasisbrüchen und Frakturen der knöchernen Augenhöhle auf. Eine Behandlung erübrigt sich meist, obwohl das hochrote Auge nicht selten zu großer Sorge Anlaß gibt. Um die Resorption bzw. den Abbau des frei ins Gewebe gelangten Blutes zu fördern, können feuchte Umschläge empfohlen werden (vergleiche Kapitel „Augenentzündungen bei Allgemeinerkrankungen“).

Luft unter Bindehaut oder Lidhaut

Bei Frakturen der knöchernen Augenhöhle mit Eröffnung der Nasennebenhöhlen kann beim Schnäuzen Luft unter die Binde- oder Lidhaut gelangen (*Emphysem*). Leichtes Drücken auf die luftbedingte Schwellung löst ein leichtes Knistern aus. Eine Mitbehandlung durch den Hals-Nasen-Ohren-Arzt sowie eine antibiotische Abschirmung sind erforderlich. Die Luft wird innerhalb weniger Tage resorbiert.

Starkes Fremdkörpergefühl

Bindehautfremdkörper werden oft mit dem Wind ins Auge getragen oder gelangen beim Bearbeiten von Metall oder Holz auf die Bindehaut und lagern sich bevorzugt unter dem Oberlid an der Lidkante ab (Abbildung 23). Getreidegrannen haken sich oft an der Bindehaut fest. Neben einem Reizzustand besteht meist eine Abwehrtrias:

- Lidkrampf,
- Lichtscheu und
- Tränenfluß.

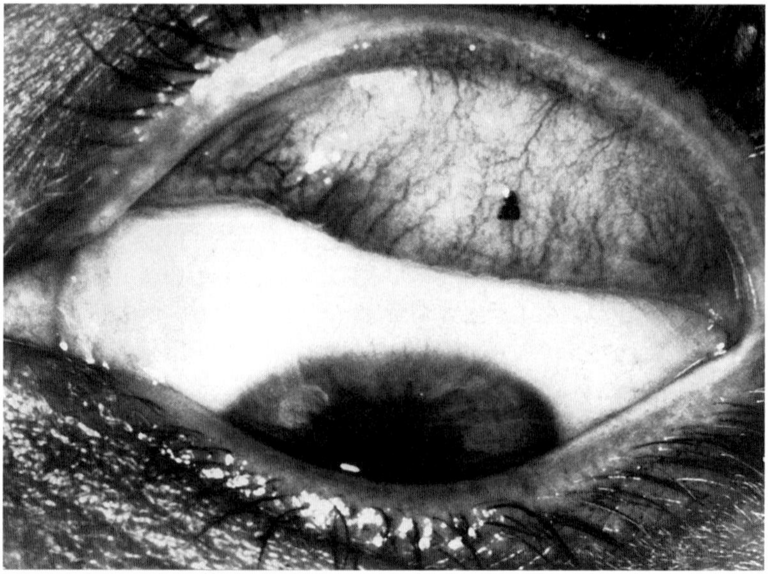

Abb. 23: Bindehautfremdkörper unter dem umgeschlagenen Oberlid

Bindehautfremdkörper lassen sich nach Tropfanästhesie gut mit einer Pinzette oder einem Watteträger entfernen.

Gute Heilungstendenz

Schnitt-, Riß- und Quetschwunden der Bindehaut sind häufig, meist liegt gleichzeitig eine Bindehautunterblutung vor. Wegen der reichlichen Blutversorgung des Gewebes haben sie eine ausgesprochen gute Heilungstendenz und müssen nur bei größerer Ausprägung und klaffenden Wundrändern chirurgisch versorgt werden. Die Gabe antibiotischer Augentropfen soll Infektionen verhindern. Stets muß geklärt werden, ob ein ausreichender Impfschutz gegenüber Tetanusinfektionen besteht.

Erosionen der Hornhaut sind oberflächliche Epitheldefekte und entstehen z.B. durch Verletzungen, durch unsachgemäßes Handhaben von Kontaktlinsen, durch glühende Partikel beim Schleifen oder durch das Scheuern eines unter dem

Oberlid gelegenen Fremdkörpers auf der Hornhaut (s. u.), wobei typische, vertikal angeordnete Kratzspuren entstehen. Die Epitheldefekte lassen sich mit Farbstoff gut anfärben. Die Beschwerden äußern sich in:

- Lichtscheu,
- Tränenträufeln und
- krampfartigem Lidschluß.

Trotz starker Beschwerden: Prognose gut

Epithelisierende oder antibiotische Salben führen innerhalb von Stunden oder in wenigen Tagen zum Wundverschluß.

Fremdkörper entfernen

Fremdkörper auf oder in der Hornhaut (Abbildung 24) sind keine Seltenheit. Oberflächlich gelegen, können sie nach ausgiebiger örtlicher Betäubung mit einem Wattetupfer weggewischt werden. Befinden sie sich tiefer, werden sie mit feinen Instrumenten herausgehebelt. Nicht selten haben sie sich jedoch in den Lamellen der Hornhaut verhakt, so daß das Entfernen nicht unproblematisch ist. Eisenhaltige Fremdkörper

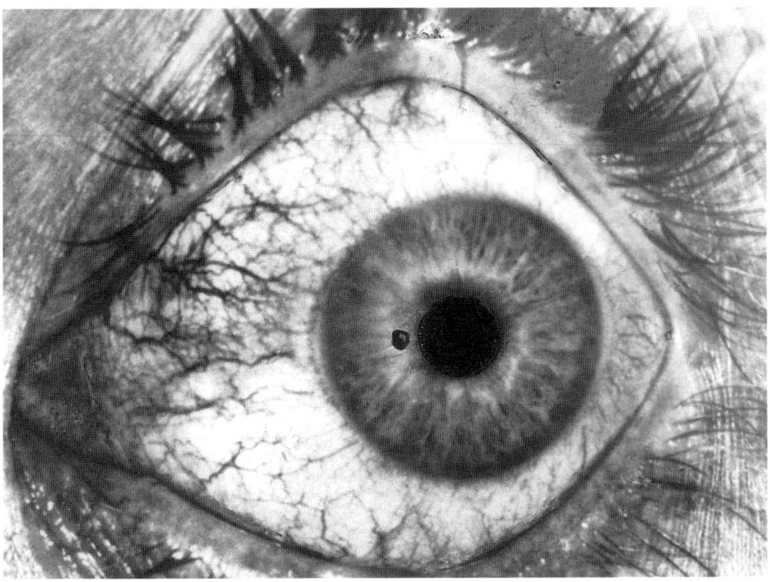

Abb. 24: Hornhautfremdkörper

führen innerhalb kurzer Zeit zu einem Rostring, der ebenfalls entfernt werden sollte. Dazu ist unter Umständen ein spezieller Bohrer erforderlich. Glas, Kunststoffe und Steinpartikel heilen meist reizfrei in der Hornhaut ein, machen keinerlei Beschwerden und können noch nach Jahren bei der augenärztlichen Untersuchung beobachtet werden.

Epithelisierende Salben unterstützen eine schnelle Abheilung. Bei großen Defekten ist wegen der Gefahr einer Regenbogenhautentzündung zusätzlich eine Pupillenerweiterung notwendig. Ein Augenverband ist erforderlich. Wegen der Gefahr einer bakteriellen Infektion, insbesondere bei tieferen Verletzungen, müssen Nachkontrollen erfolgen.

Tiefe mechanische Verletzungen

Nach einer meist typischen Anamnese, z.B. Arbeiten mit Hammer und Meißel, Verletzungen durch Glasscheiben oder Explosionen, treten nicht selten *durchbohrende Hornhautverletzungen* auf, die stets ernst zu nehmen sind. Metallische Fremdkörper, die die Hornhaut durchschlagen haben, können sehr gut röntgenologisch dargestellt werden. Glassplitter im Auge sind oft schwer aufzufinden. Manchmal ist eine genaue echographische oder computertomographische Lokalisation notwendig.

Die wichtigsten Symptome sind:

- ein rotes Auge,
- eine flache oder aufgehobene Vorderkammer,
- ein Vorfall der Regenbogenhaut mit Einklemmung in den Wundspalt und
- eine verzogene Pupille,
- eine quellende Linse sowie
- Vorderkammer- oder Glaskörpereinblutungen.

Augenoperation notwendig

Sobald der Verdacht auf eine durchbohrende Verletzung der Hornhaut besteht, muß das Auge steril abgedeckt und der Patient unverzüglich einem Augenarzt vorgestellt werden.

Wichtig! Bei Verdacht auf eine durchbohrende Verletzung der Hornhaut muß das Auge steril abgedeckt und der Patient zum Augenarzt gebracht werden.

Mitunter sind die Hornhautwunden so klein, daß sie leicht übersehen werden, vor allem bei Stichverletzungen. Ist die Perforation kleiner als 1 Millimeter, verschließt sich der Defekt durch Aufquellen der Hornhaut von selbst. Andernfalls kann für einige Wochen eine Weichlinse als Verband verwendet werden. Größere Hornhautwunden bedürfen der mikrochirurgischen Versorgung, wobei die Wundränder mit feinsten Nähten vernäht werden. Die Wundheilung beansprucht mehrere Monate, da die Hornhaut keine Gefäße enthält. Die Fäden können daher erst nach Monaten entfernt werden. Nach der operativen Versorgung ist eine lokale und systemische antibiotische Abschirmung notwendig.

Antibiotische Abschirmung

Werden eisenhaltige Fremdkörper im Auge übersehen, kann sich innerhalb von Monaten eine Verrostung (*Siderosis bulbi*) mit graubräunlicher Verfärbung der Regenbogenhaut und der Linse, chronischer Regenbogenhautentzündung sowie toxischen Netzhautschäden ausbilden. Bei Kupfersplittern entsteht eine *Chalkosis bulbi* mit ähnlichen Symptomen.

Gefährlich: „Verrosten" des Auges

Prellungen des Augapfels können alle Schichten des Auges auch im Augeninneren schädigen. Nahezu in jedem Fall findet sich allerdings eine Bindehautreizung, mitunter auch eine Bindehautunterblutung und ein Lidhämatom (Abbildung 25, siehe Farbbildteil). Bei stärkeren Prellungen kommt es zur Einblutung in die Vorderkammer mit Blutspiegelbildung oder zur Blutung in den Glaskörper.

Strahlenschäden

Ultraviolette Strahlen mit einer Wellenlänge unterhalb von 310 Nanometern werden von der Hornhaut, speziell von ihrem Epithel, absorbiert. Beim Schweißen (*Verblitzung*) oder beim Sonnenbad mit einer Höhensonne ohne Lichtschutzbrille muß schon nach 1 Minute (!) mit Schäden gerechnet werden. Bei intensiver Sonneneinstrahlung im Schnee, insbesondere in großen Höhen, treten nach längerer Einwirkungszeit die gleichen Veränderungen auf (*Schneeblindheit*).

Ausgesprochen schmerzhaft

Mit einer Verzögerung von 4 bis 6 Stunden kommt es zu einem äußerst schmerzhaften Zerfall der Zellen der Hornhautoberfläche mit kleinsten punktförmigen Verlusten im Zellverband, die über die gesamte Hornhaut verteilt und mit Farbstoff anfärbbar sind. Die Hornhautoberfläche ist nicht mehr klar und spiegelnd, sondern wirkt matt und stumpf. Die Bindehaut ist hochrot gereizt. Starkes Fremdkörpergefühl, Lichtscheu, Tränenfluß, Lidkrampf und Lidrötung führen den Patienten zum Augenarzt. Für die Betroffenen sind die Veränderungen hochdramatisch.

In Tabelle 11 sind alle Augenschäden durch strahlende Energie zusammengestellt. Neben Reizungen des Auges steht in erster Linie die Ausbildung eines Grauen Stars (Katarakt) im Vordergrund.

Tabelle 11: Augenschäden und -veränderungen durch Strahlung und Elektrizität

Strahlenart	Anwendung/Augenveränderung
Betastrahlen (Ruthenium und Strontium)	Untergang von bestrahltem Gewebe; wird bei der Behandlung von Aderhauttumoren und wiederkehrenden Flügelfellen eingesetzt
Gammastrahlen (Telekobalt und Radium)	Grauer Star (Radiumstar)

Strahlenart	Anwendung/Augenveränderung
Röntgenstrahlen	Grauer Star (Röntgenstar), Binde- und Hornhautnarben
Ultraviolettstrahlen	Verblitzung, Schneeblindheit
Sichtbares Licht	Keine Schäden
Infrarotstrahlen (um 760 Nanometer)	Netzhautnarben; tritt bei Betrachtung einer Sonnenfinsternis mit ungeschütztem Auge auf; wird auch bei der Behandlung von Netzhauterkrankungen eingesetzt
Infrarotstrahlen (über 1400 Nanometer)	Grauer Star (Feuerstar, Wärmestar)
Elektrischer Strom	Grauer Star (elektrischer Star)

Zum Glück keine Spätschäden

Nach dem Tropfen eines Betäubungsmittels in den Bindehautsack lassen die Beschwerden schnell nach und ermöglichen eine exakte Untersuchung, die vorher durch den Lidkrampf und die starke Abwehrhaltung des Patienten sehr schwierig ist. Es werden epithelisierende, vitaminhaltige oder antibiotische Augensalben verordnet, und ein Verband wird angelegt. Da die Beschwerden nach etwa einer halben Stunde zurückkehren, sollten zusätzlich Schmerzmittel gegeben werden. Oft ist die Hornhaut schon nach einem Tag wieder intakt. Spätschäden gibt es nicht.

Verätzungen

Bei leichteren Verätzungen ist die Bindehaut gerötet oder geschwollen, und es finden sich oberflächliche Auflockerungen der Hornhaut. Mittelschwere Verätzungen führen darüber hinaus zu großen Hornhautschäden und grauweißlichen Trübungen. Einer Schädigung der Gefäßversorgung der Hornhaut folgen schwere Durchblutungsstörungen. Bei entsprechender Vergrößerung sind in den Bindehautgefäßen unterbrochene

Blutsäulen zu sehen. Es entstehen entzündungserregende Substanzen, die u. a. zu einer Pupillenverengung, zur Regenbogenhautentzündung mit Austritt von Eiweiß (Protein) in das Kammerwasser und zu einer Steigerung des Augeninnendrucks führen. Freigesetzte Enzyme, vor allem Kollagenasen, lösen die Hornhaut auf und leiten im späteren Verlauf eine Gefäßeinsprossung ein. Damit ist eine normale Regeneration nicht mehr möglich, und die Durchsichtigkeit der Hornhaut geht verloren. Oft ist dem verätzten Auge die Schwere der Verletzung zu Anfang nicht anzusehen. Erst nach mehreren Tagen wird durch die Folgen der Stoffwechselstörung der ganze Schaden sichtbar. Bei schweren Verätzungen sind diese Veränderungen so ausgeprägt, daß vom sogenannten *gekochten Fischauge* gesprochen wird: Die Bindehaut ist weiß und blutleer, die Hornhaut dicht getrübt.

Sofort das Auge spülen!

Der *Sofortbehandlung* am Unfallort kommt die entscheidende Bedeutung zu. Sie besteht in einer ausgiebigen Spülung des Auges unter fließendem Wasser. Noch am ersten Tag sollten die Spülungen mit physiologischer Kochsalzlösung weitergeführt werden, um die ätzende Substanz und toxische Substanzen auszuwaschen. Nach Gabe eines Betäubungsmittels sollte das Auge am Mikroskop und nach Wendung des Oberlides nach außen begutachtet und eventuell von festen ätzenden Substanzen befreit werden.

Wichtig bei Verätzungen: Sofort am Unfallort das Auge ausgiebig mit sauberem Wasser spülen!

Kortison beugt Komplikationen vor

Anschließend werden lokal Antibiotika zur Verhinderung einer Infektion, Kortison zur Unterdrückung der Entzündung und pupillenerweiternde Medikamente wegen der drohenden Entzündung des Augeninnern verabreicht. Bei mittelschweren und schweren Verätzungen kann eine Operation notwendig werden.

Die Prognose bei schweren Verätzungen ist meist ungünstig.

Verbrennungen

Bei Verbrennungen der Binde- und Hornhaut, z. B. nach einer Explosion, ist nicht selten die gesamte Oberfläche des Augapfels verschorft. Nach Entfernen des Schorfs kommen dann die tieferen Anteile zum Vorschein. In schweren Fällen findet sich ein tiefgreifender Gewebsverlust, der zur Vernarbung führt.

Die Behandlung ist ähnlich wie bei Verätzungen. Bei großen Bindehautdefekten können Schleimhautplastiken (Materialgewinnung aus der Mundhöhle) oder Bindehauttransplantationen aus dem gesunden Auge vorgenommen werden. Ist das tiefe Hornhautgewebe längere Zeit ohne schützende Oberfläche, kann mit einem Gewebekleber eine Kontaktlinse aufgeklebt werden.

Bindehauttumoren

Tumoren der Bindehaut selten

Tumoren der Bindehaut kommen nur gelegentlich vor, können aber neben einer Gewebswucherung auch zu einer Bindehautreizung führen, z. B. bei bösartigen *Karzinomen*.

Mitunter führt auch die Farbe des Tumors zu einem roten Auge, vor allem bei *Blutgeschwulsten* (Hämangiomen). Sie kommen als umschriebene, weiche, dunkelrotblaue Knoten oder als sich flächenhaft ausbreitende Tumoren der Bindehaut vor. Oft bestehen sie seit der Geburt oder entwickeln sich im frühen Kindesalter, bilden sich jedoch in vielen Fällen spontan zurück. Erfolgt dies nicht oder nur unvollkommen, wird eine Operation notwendig.

Das *Papillom* der Bindehaut hat eine grau-rote Farbe, eine höckrige Oberfläche und auffällig viele Kapillaren.

Was Patienten häufig ihren Arzt fragen

Bei unserem 3 Monate alten Säugling tränt ständig das rechte Auge. Muß operiert werden?

Zunächst Massagen

Bei Neugeborenen mit Tränenwegsstenose sind zunächst Massagen im Bereich des Tränensacks empfehlenswert. Bei bakterieller Superinfektion wird zusätzlich mit antibiotischen Augentropfen behandelt. Da in vielen Fällen eine Selbstheilung eintritt, sollte eine Sondierung der Tränenwege in Narkose nicht vor dem 6. Lebensmonat vorgenommen werden. Um das Operationsrisiko nicht unnötig zu erhöhen, muß das Kind bei diesem Eingriff unbedingt nüchtern sein und darf keinen Infekt haben.

Mein Auge ist häufig verklebt. Was kann das sein?

Trockenes Auge oder bakterielle Entzündung

Wenn es sich um einen chronischen Zustand handelt, liegt meist ein trockenes Auge vor. Dabei wird ein schleimiges, klebriges, weißes Sekret gebildet, das insbesondere am frühen Morgen lästig ist. Künstliche Augentränen müßten Abhilfe schaffen.

Handelt es sich um eine plötzlich einsetzende Veränderung, muß an eine bakterielle Infektion der Bindehaut gedacht werden. Typisch ist dabei, daß die Lider allmorgendlich nicht aktiv geöffnet werden können, da sie fest miteinander verklebt sind. In diesem Fall werden antibiotische Augentropfen gegeben.

Ich leide oft an roten Augen. Ist das ansteckend?

Ansteckend sind nur infektiös bedingte Entzündungen

Die Ursachen von roten Augen sind vielfältig. Ansteckend sind nur erregerbedingte Entzündungen, z.B. durch Viren oder Bakterien. Die typische ansteckende Bindehautentzündung wird durch Adenoviren verursacht und tritt epidemieartig nach einer Inkubationszeit von etwa 8 bis 10 Tagen auf. Die Infektion wird durch Tröpfchen und direkten Kontakt hervorgerufen (*Keratoconjunctivitis epidemica*). Bei dieser Erkrankung sollte man unbedingt Vorsichtsmaßnahmen (z. B. Händedesinfektion) ergreifen, um nicht andere Menschen anzustecken.

Ich bin an einer Pilzinfektion des Darmes erkrankt. Muß ich befürchten, daß mein rotes Auge auch durch Pilze verursacht wird?

Pilze im Auge unwahrscheinlich

Pilzinfektionen am Auge sind ausgesprochen selten und kommen meist nur bei Personen vor, deren Immunabwehr geschädigt ist. Es ist daher höchst unwahrscheinlich, daß die Augen mitbeteiligt sind. Bei Pilzinfektionen des Auges muß allerdings mit ernsten Komplikationen, mitunter sogar mit Erblindung gerechnet werden.

Ich habe ein Gerstenkorn. Wann muß operiert werden?

Meist spontane Heilung

Zur Beschleunigung der Heilung werden zunächst Rotlicht und desinfizierende, entzündungshemmende Salben verabreicht. Nur in seltenen Fällen hilft ein kleiner Stich, damit sich der Eiter in der verstopften Drüse entleeren kann. Eine Operation sollte aber nicht vorschnell durchgeführt werden, da sich in den allermeisten Fällen das Gerstenkorn unter der konservativen Behandlung zurückbildet und jede Eiterstreuung im Gesichtsbereich, bei der mit jeder Operation gerechnet werden muß, die Gefahr von Gehirnkomplikationen, z. B. einer Sinus-cavernosus-Thrombose, heraufbeschwören kann.

Ich leide unter einer chronischen Lidrandentzündung. Was kann ich dagegen tun?

Wichtig: Lidrandhygiene!

Bei einer akuten Entzündung muß ein Augenarzt konsultiert werden, der Ihnen eine Heilsalbe verordnen wird. Um derartigen Entzündungen vorzubeugen, kann die Talgdrüsenproduktion der erkrankten Lidranddrüsen jedoch durch eine spezielle Lidrandhygiene (Säubern der Lidkante, Entfernen von

Hautschuppen und Krusten, Massage) mobilisiert werden. Dabei haben sich milde Baby-Shampoos, spezielle Lidreinigungspads oder Wattestäbchen bewährt.

Muß ich mit meinen trockenen Augen das ganze Leben auskommen?

Ein chronisches Leiden

Benetzungsstörungen des Auges sind ein chronisches Leiden, das nicht durch eine einzelne Maßnahme ausgeschaltet werden kann. Sie ziehen sich meist über Jahre hin. Eine kausale, d.h. ursachenbezogene Therapie gibt es nur dann, wenn die Ursache der Trockenheit gefunden und abgestellt wird, etwa wenn sie durch Medikamente ausgelöst wurde. Zum Glück ist es aber so, daß das Ausmaß der Beschwerden wechselt: Im Sommer und beim Aufenthalt in frischer Luft sind sie weniger stark ausgeprägt als im Winter in geheizten Räumen und beim Autofahren mit Klimaanlage. Die Behandlung mit künstlichen Augentränen zieht sich meist über viele Jahre hin.

Welche künstlichen Augentränen sind für mein trockenes Auge am besten?

Testung verschiedener Präparate

Diese Frage kann nicht so leicht beantwortet werden. Die für Sie richtige künstliche Augenträne hängt vom Ausmaß Ihrer Beschwerden und der Trockenheit Ihrer Augen ab. Oft müssen mehrere Präparate und verschiedene Wirkstoffe mit unterschiedlicher Viskosität getestet werden, um diejenigen zu finden, die Ihnen am angenehmsten sind. Es gibt eine Vielzahl von Medikamenten (vergleiche Tabelle 7). Nicht das erstbeste Präparat ist immer auch das vorteilhafteste. Die richtige Auswahl des Medikaments erfordert viel Erfahrung.

Wie oft soll ich meine künstlichen Augentränen ins Auge geben?

Auf diese Frage ist keine pauschale Antwort möglich, zumal durchaus individuelle Besonderheiten bestehen. Meist wird empfohlen, die Tropfen 3- bis 4mal täglich ins Auge zu geben und vor dem Zubettgehen ein Gel zu verwenden. Bei milden und leichten Formen des trockenen Auges werden niedrigvisköse Augentropfen empfohlen, bei mittelschweren und schweren Verläufen kommen vorwiegend Zellulosederivate und Hydrogele zur Anwendung. In schwereren Fällen kann natürlich auch häufiger getropft werden. In der täglichen Praxis hat es sich oft bewährt, während des Tages niedrigvisköse und zur Nacht höhervisköse Substanzen zu verwenden, zumal manche Patienten durch die Verwendung von Augen-Gel am Tag über kurzzeitig verschwommenes Sehen und Verkleben der Augen klagen, was vor dem Zubettgehen kaum eine Rolle spielen dürfte. Der häufigste Fehler ist eine Unterdosierung. Das bedeutet jedoch nicht, daß „unbegrenzte" Mengen verwendet werden können, denn eine Überdosierung kann zur Bildung von Kristallen führen. Die für Sie am besten geeignete Menge finden Sie am besten durch Ausprobieren.

Der größte Fehler: Unterdosierung

Wie soll ich meine Augentropfen ins Auge eingeben?

Mit der Tropfflasche nicht das Auge berühren!

Das Eintropfen in den Bindehautsack ist nicht schwierig. Sie können es sowohl im Liegen, Sitzen oder Stehen vornehmen: Der Zeigefinger der einen Hand zieht das Unterlid nach unten, während die andere Hand den Tropfen aus dem Fläschchen in den unteren Bindehautsack gibt. Dabei empfiehlt es sich, den Kopf etwas nach hinten zu kippen. Mitunter spürt man ein leichtes Brennen. Ein Tropfen reicht völlig aus. Das Tropffläschchen sollte möglichst nahe ans Auge geführt werden, jedoch ohne es zu berühren, und anschließend mit dem Schraubverschluß wieder geschlossen werden.

Um die Wirksamkeit der Augentropfen zu erhöhen, können Sie nach dem Tropfen für 1 bis 2 Minuten den Tränennasengang zuhalten, indem Sie leicht auf den inneren Lidwinkel drücken, von wo die Tränen in die Nase abfließen. Durch diese einfache Technik bleibt der Wirkstoff länger im Bindehautsack (vergleiche Tabelle 8).

Gibt es Allergien auf künstliche Augentränen?

Allergien meist nur auf Konservierungsmittel

Natürlich existieren sie. Mitunter treten sie erst nach einigen Jahren des Tropfens auf: Das Auge juckt, ist rot, und die Lider sind geschwollen. Es gibt Allergien auf den Wirkstoff und auf das Konservierungsmittel, mit dem der Wirkstoff für längere Zeit haltbar gemacht wird. Die erste Möglichkeit ist ausgesprochen selten. Bei Verdacht auf eine Allergie muß der Augenarzt aufgesucht werden, der das Medikament absetzt und die Behandlung umstellt. Vom Fachmann, z. B. einem Hautarzt oder Allergologen, sollte anschließend eine Testung vorgenommen werden, um abzuklären, welche Tropfen Sie vertragen und welche nicht. Um das Risiko der Entstehung einer Allergie möglichst gering zu halten, sind von verschiedenen Pharmafirmen Tropfen ohne Konservierungsmittel entwickelt worden, die als Einzeldosen angeboten werden.

Gibt es chirurgische Maßnahmen beim trockenen Auge?

Operation nur selten sinnvoll

Chirurgische Maßnahmen kommen nur in wenigen Fällen in Frage. An Möglichkeiten gibt es z. B. den dauernden Verschluß der Tränenpünktchen durch Veröden bzw. einen zeitlich begrenzten Verschluß durch Verstöpseln der Tränenpünktchen mit einem Kollagenstift oder Silikontampon, dem sogenannten Punctum-plug (Abbildung 17). Diese Stöpsel sind sehr gut verträglich, in verschiedenen Größen erhältlich und können über Jahre im unteren Tränenpünktchen verbleiben.

Mitunter kann, z. B. bei weit nach vorn getretenen Augen (Exophthalmus) infolge einer Schilddrüsenüberfunktion, eine lidchirurgische Maßnahme erwogen werden, etwa die Verengung der Lidspalte durch teilweises Zusammennähen des Ober- und Unterlides (Tarsorraphie). Transplantationen der Speicheldrüsen zur besseren Befeuchtung der Augen haben kein befriedigendes Ergebnis erbracht. Lidfehlstellungen müssen natürlich chirurgisch behoben werden.

Hat mein Streß etwas mit meinem trockenen Auge zu tun?
Inwieweit Streßfaktoren zu einem trockenen Auge führen können, ist bislang noch nicht schlüssig belegt. Entsprechende Vermutungen gibt es, zumal Untersuchungen gezeigt haben, daß Patienten mit trockenem Auge eine deutlich höhere psychosomatische Belastung aufweisen als andere.

Kann die Trockenheit meiner Augen auch an den Medikamenten liegen, die ich einnehme?

Viele Medikamente trocknen das Auge aus

Es gibt viele Medikamente, die zu einer Austrocknung der Bindehaut führen oder diese begünstigen, insbesondere Mittel gegen Schmerzen, Allergien, Spasmen, Bluthochdruck, chronische Hauterkrankungen und Beschwerden während der Wechseljahre (vergleiche auch Tabelle 4). Ist dies der Fall, sollte sorgfältig abgewogen werden, ob diese Medikamente abgesetzt oder reduziert werden können. Eine enge Zusammenarbeit mit anderen Fachärzten ist daher notwendig.

Darf ich trotz meiner trockenen Augen ins Schwimmbad gehen?

Zusätzliche Reize vermeiden

Sicherlich ist dies möglich. Sie müssen jedoch bedenken, daß ein trockenes Auge gegenüber jedweden äußeren Reizen empfindlicher regiert als ein gesundes Auge. Das gilt auch für chloriertes Wasser. Vielleicht ist es daher empfehlenswert, eine Schwimmbrille aufzusetzen, um die Augen zu schützen.

Darf ich mich bei trockenen Augen noch schminken?

Vorsicht mit dem Schminken!

Es sollte auf alles verzichtet werden, was die Augen zusätzlich reizt, z.B. auch auf verschiedene Kosmetika: Falsche oder übermäßige Anwendung und unzureichendes Reinigen der Lidränder beim Abschminken können bei vorbelasteten Patientinnen zu einer Sensibilisierung oder Allergisierung führen. Dadurch verstärkt sich die Symptomatik des trockenen Auges. Bei trockenen oder empfindlichen Augen sollten Sie ausschließlich Augenkosmetika verwenden, die reizarm, hypoallergen, konservierungsmittelarm und fett- bzw. duftstofffrei sind. Sie sollten aus wasserlöslichen Substanzen bestehen, deren Inhaltsstoffe aus dem Augenarzneimittelsektor stammen.

Stärkt Heidelbeerextrakt oder Vitamin A meine Augen?

Anthocyane aus Heidelbeeren werden immer wieder bei gesteigerter Blendempfindlichkeit der Augen und im Frühstadium von bestimmten Netzhauterkrankungen empfohlen. Einen schlüssigen wissenschaftlichen Beweis für die Wirksamkeit gibt es allerdings bislang noch nicht. Bei trockenen Augen oder Augenreizungen anderer Ursache helfen Heidelbeeren nicht.

Zusätzliche Vitaminzufuhr entbehrlich

Vitamin A ist für das Auge unentbehrlich, insbesondere für den Stoffwechsel der Netzhaut sowie der Binde- und Hornhaut. Bei Vitamin-A-Mangel treten Nachtblindheit sowie ein trockenes Auge mit Eintrübung der Hornhaut auf. In Mitteleuropa wird Vitamin A allerdings in ausreichenden Mengen mit der Nahrung aufgenommen, so daß eine darüber hinausgehende Zufuhr durch Medikamente entbehrlich ist.

Muß ich bei trockenen Augen die Pille absetzen?

Die „Pille" muß nicht abgesetzt werden

Es ist bekannt, daß das weibliche Geschlechtshormon die Augen austrocknet. Dies ist auch auf den Beipackzetteln vermerkt, die die Hersteller den entsprechenden Präparaten beilegen. Viele Patientinnen, die Ovulationshemmer einnehmen, bemerken nach einigen Monaten ein Trockenheitsgefühl in beiden Augen, insbesondere dann, wenn sie Kontaktlinsen tragen. In derartigen Fällen hat es sich bewährt, wenn der Frauenarzt über die Beschwerden informiert wird. Zusammen mit ihm sollte dann entschieden werden, ob das Präparat gewechselt, abgesetzt oder eine andere Form der Schwangerschaftsverhütung gewählt werden sollte.

Wegen sehr trockener Augen kann ich keine Kontaktlinsen mehr tragen. Ist eine Excimer-Laser-Behandlung möglich?

Excimer-Laser-Behandlung trotz trockenem Auge möglich

Prinzipiell ist es so, daß trockene Augen eine Excimer-Laser-Behandlung zur operativen Korrektur eines Brechungsfehlers des Auges nicht ausschließen. Viele Patienten mit trockenen Augen entschließen sich ja gerade deshalb für diese Operation, weil sie keine Kontaktlinsen mehr tragen können. Allerdings muß vor einer Behandlung unbedingt eine gründliche Untersuchung stattfinden, um festzustellen, ob der Eingriff aus anderen Gründen medizinisch überhaupt möglich ist.

Muß man bei Zuckerkrankheit und Bluthochdruck verstärkt mit roten Augen rechnen?

Hypertoniker klagen oft über rote Augen

Diabetiker neigen verstärkt zur Bildung von Gerstenkörnern (Hordeolose) und chronischen Lidrandentzündungen. Bei Patienten mit Hypertonie sind mitunter die Bindehautgefäße – wie alle anderen Organe auch – stärker mit Blut gefüllt, insbesondere bei längerem Bestehen der Erkrankung. Man spricht von hypertensiver Reizkonjunktivitis, wenn sie mit Augentränen und Fremdkörpergefühl einhergeht. Viele Medikamente gegen Bluthochdruck (Antihypertensiva) trocknen darüber hinaus die Bindehaut aus, so daß durch ein trockenes Auge zusätzliche Beschwerden entstehen können.

Wenn ich in die Kälte komme, tränen meine Augen. Ist das normal?

Tränen und trockene Augen – kein Widerspruch

Physikalische und psychische Reize können zum Augentränen führen. Dies trifft sowohl für gesunde als auch für kranke Augen zu. Liegt allerdings ein trockenes Auge vor, kann das Augentränen durchaus verstärkt auftreten, weil dem Tränenfilm oft die Schleimsubstanz fehlt, die ihn an der Augenoberfläche bindet. Es ist also kein Widerspruch, wenn bei einem trockenen Auge auch verstärktes Augentränen auftritt.

Warum sind nach längerer Computerarbeit meine Augen rot?
Durch den konzentrierten Blick auf den Bildschirm vermindert sich die Blinzelfrequenz deutlich. Aus diesem Grund wird die Tränenflüssigkeit nicht mehr gleichförmig auf der Augenoberfläche verteilt, und der Tränenfilm verdunstet schneller als gewöhnlich. Darüber hinaus ist die Luft in Büros und Arbeitszimmern oft trockener als im Freien, und dies fördert ein schnelleres Austrocknen der Augen. Trockene Augen sind daher bei Tätigkeiten am Computer häufiger als bei anderen Arbeiten anzutreffen. Es können aber auch andere Augenveränderungen vorliegen, z. B. eine Übersichtigkeit, die durch eine Brille auskorrigiert werden müßte. Eine exakte Sehschärfenprüfung sollte daher in jedem Fall bei gereizten Augen vorgenommen werden.

Trockene Augen häufiger

Augenkrankheiten abklären

Manchmal liegt auch ein Ungleichgewicht der äußeren Augenmuskeln bzw. ein verstecktes Schielen (Heterophorie) vor, das bei monotoner Arbeit ebenfalls zu Augenreizungen führen kann.

Kann man nach einer Verblitzung der Augen einen bleibenden Schaden davontragen?
Ultraviolette Strahlen mit einer Wellenlänge unterhalb von 310 nm werden von der Hornhaut absorbiert. Beim Schweißen (Verblitzung) oder bei intensiver Sonneneinstrahlung im Schnee (Schneeblindheit), vor allem in großen Höhen, treten nach 4 bis 6 Stunden außerordentlich starke Schmerzen mit Fremdkörpergefühl, Lichtscheu, Tränenfluß, Lidkrampf und Augenreizung auf, die durch einen Zerfall der Zellen an der Hornhautoberfläche bedingt sind. Die Beschwerden verschwinden allerdings nach einer entsprechenden Behandlung mit Augentropfen oder -salben innerhalb weniger Tage wieder und hinterlassen keine bleibenden Schäden.

Starke Schmerzen, aber kein bleibender Schaden

Erklärung medizinischer Fachbegriffe

Anamnese	Krankengeschichte
Adnexen	Anhangsgebilde, gilt für verschiedene Organsysteme
Aniridie	Fehlende Regenbogenhaut, z. B. bei Albinos (angeboren) oder nach Verletzungen
Antimykotika	Medikamente gegen Pilze
Blepharospasmus	Ständiger Lidkrampf
Chalazion	Hagelkorn, Entzündung einer tiefen Lidranddrüse
Chalkosis bulbi	Oxidation kupferhaltiger Fremdkörper im Auge mit entsprechender Verfärbung der Umgebung
chronisch	langsam auftretend, langsam verlaufend
Corpus ciliare	Ziliarkörper des Auges
Corpus vitreum	Glaskörper des Auges
Dakryoadenitis	Entzündung der Tränendrüse
Dakryozystitis	Entzündung des Tränensacks
Diabetes mellitus	Zuckerkrankheit
Diagnose	Krankheitsbezeichnung
Dioptrie	Einheit der Brechkraft, reziproker Wert der Brennweite einer Linse
Ektropium	Auswärtskehrung des Augenlides
Emphysem	Eindringen von Luft ins Gewebe

Entropium	Einwärtskehrung des Augenlides
Exophthalmus	Starkes Hervortreten des Augapfels bei Unterfunktion der Schilddrüse
Glaukom	Grüner Star, Erhöhung des Augeninnendrucks
Heterophorie	Verstecktes Schielen
Hordeolosis	Häufiges Auftreten von Gerstenkörnern
Hordeolum	Gerstenkorn, Entzündung einer Drüse am äußeren Lidrand
Hyperthyreose	Überfunktion der Schilddrüse
Hypertonie	Bluthochdruck
Inkubationszeit	Zeit zwischen der Ansteckung und dem Auftreten der ersten Krankheitserscheinungen einer Infektion
Iridektomie	Einschnitt in die Regenbogenhaut (Iris) bei Glaukom, damit das Kammerwasser besser abfließt und um weitere Anfälle zu verhindern
Iris	Regenbogenhaut des Auges
Iritis	Entzündung der Regenbogenhaut
Keratitis	Entzündung der Hornhaut
Keratoconjunctivitis epidemica	Durch Adenoviren verursachte, ansteckende Entzündung der Bindehaut und Hornhaut
Keratokonjunktivitis, mykotische	Pilzerkrankung der Hornhaut und Bindehaut
Keratoplastik	Operative Hornhautübertragung
Kollagenose	Bindegewebserkrankung
Konjunktiva	Bindehaut des Auges
Konjunktivitis	Bindehautentzündung
Kornea	Hornhaut des Auges

Myositis	Muskelentzündung
Myxödem	Schilddrüsenunterfunktion
Orbita	Augenhöhle
Orbitalphlegmone	Akute Entzündung der Augenhöhle und ihres Inhalts
pathogen	krankmachend, eine Krankheit auslösend
Phlyktäne	Knötchenförmige Entzündung der Bindehaut, hauptsächlich im Kindesalter durch Überempfindlichkeit gegen Bakterien
Prophylaxe	Vorbeugung
prophylaktisch	vorbeugend
Pterygium	Flügelfell, Übergreifen von gefäßhaltigem Bindegewebe von der Bindehaut auf die Hornhaut
Retina	Netzhaut des Auges
Rezidiv	Erneutes Auftreten einer Krankheit oder eines krankhaften Zustands
rezidivierend	immer wieder auftretend
seborrhoisch	fettig, fettabsondernd
Siderosis bulbi	„Verrosten" eisenhaltiger Fremdkörper im Auge mit entsprechender Verfärbung seiner Strukturen
Sklera	Lederhaut des Auges
Skleritis	Entzündung der Lederhaut
Stenose	Verengung eines Blutgefäßes oder eines Ganges
Struma	Jede Vergrößerung der gesamten Schilddrüse oder von Teilen des Organs; umgangssprachlich auch als „Kropf" bezeichnet

Synechie, hintere	Verklebung der Irisrückseite und des Pupillenrandes mit der Linsenvorderfläche
systemisch	Den gesamten Organismus betreffend, z. B. bei intravenöser Verabreichung von Medikamenten
Tarsorraphie	Verengung der Lidspalte durch teilweises Zusammennähen des Ober- und Unterlides
urogenital	Harnwege und Geschlechtsorgane betreffend
Uhrglasverband	Durchsichtiger, wasserdichter Augenverband zur Schaffung einer feuchten Kammer
Uvea	Gefäßhaut des Auges, bestehend aus Iris, Ziliarkörper und Aderhaut

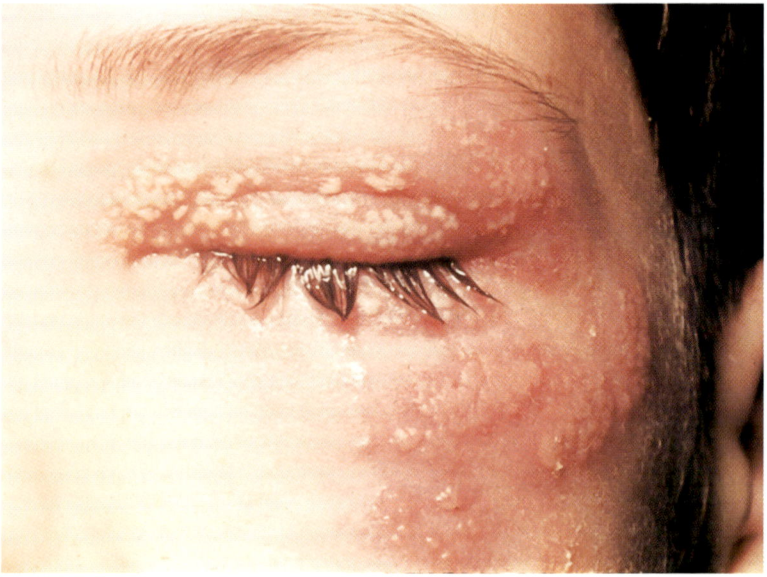

Abb. 3: Herpes des Augenlides mit gruppiert angeordneten Bläschen, Lidrötung und Lidschwellung

Abb. 6: Verlaufsformen einer Bindehautenzündung

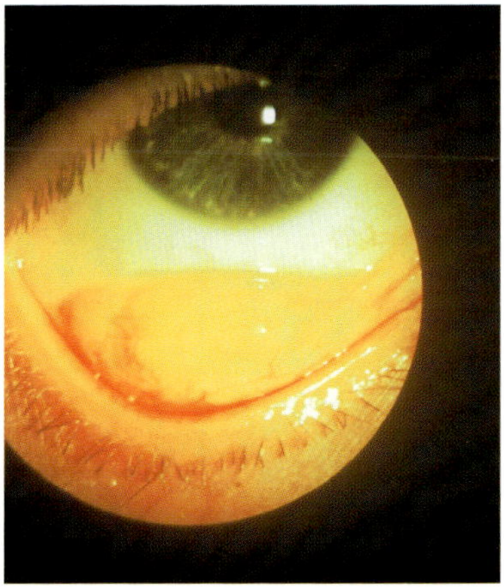

a) Glasige, reizfreie Schwellung der Bindehaut, die aus der Lidspalte heraushängt

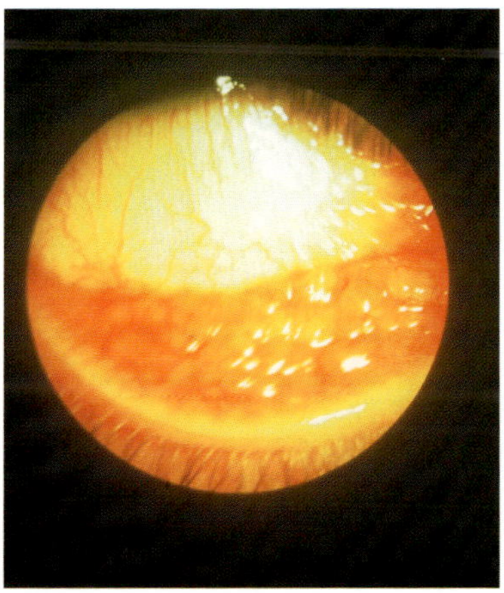

b) knötchenförmige Schwellungen der Bindehaut des Unterlides (sogenannte Follikel)

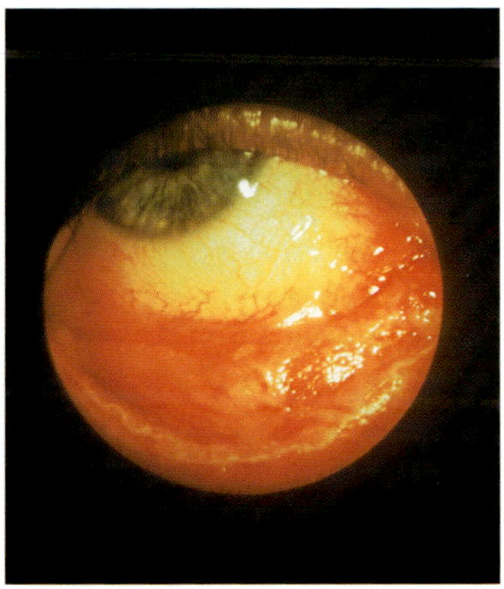

c) membranartige Auflagerungen auf der Bindehaut

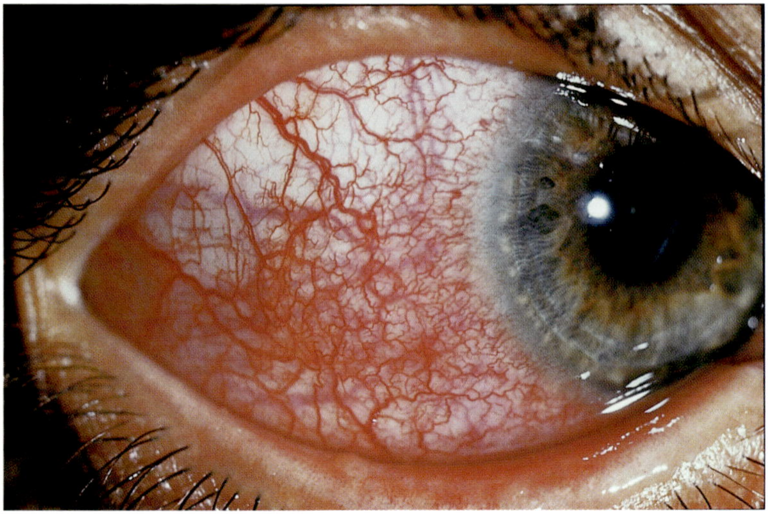

Abb. 7: Entzündung der Bindehaut durch Bakterien

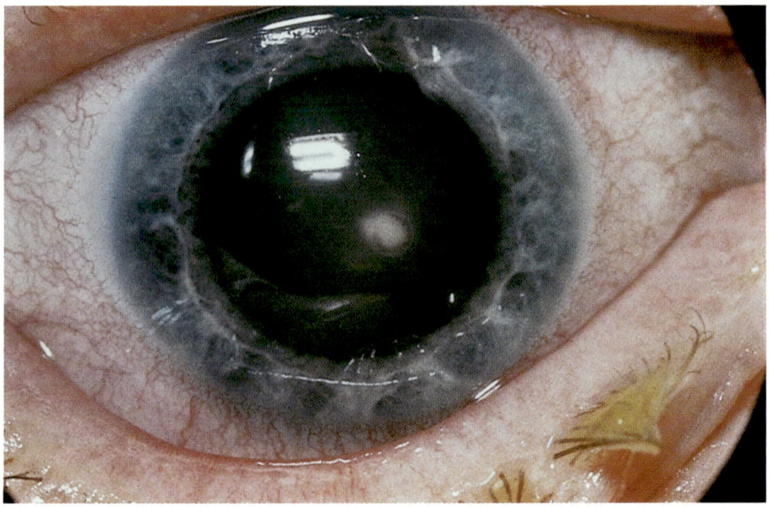

Abb. 9: Entzündung der Hornhaut durch Bakterien

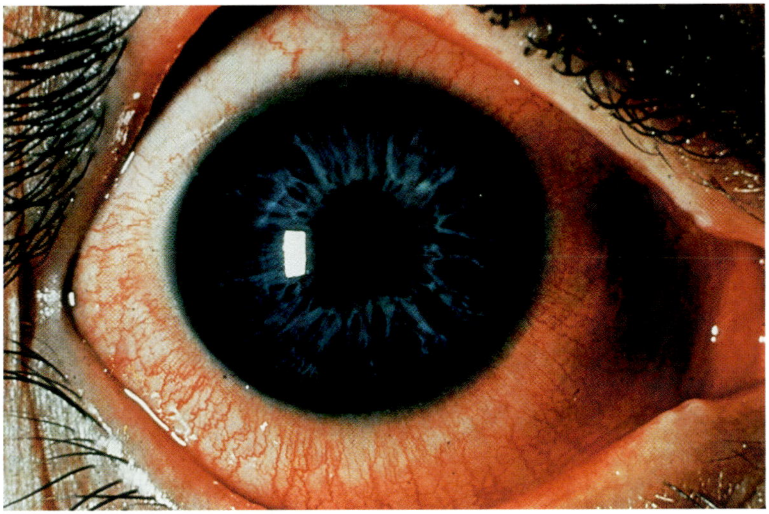

Abb. 10: Entzündung der Hornhaut durch das Herpes-simplex-Virus

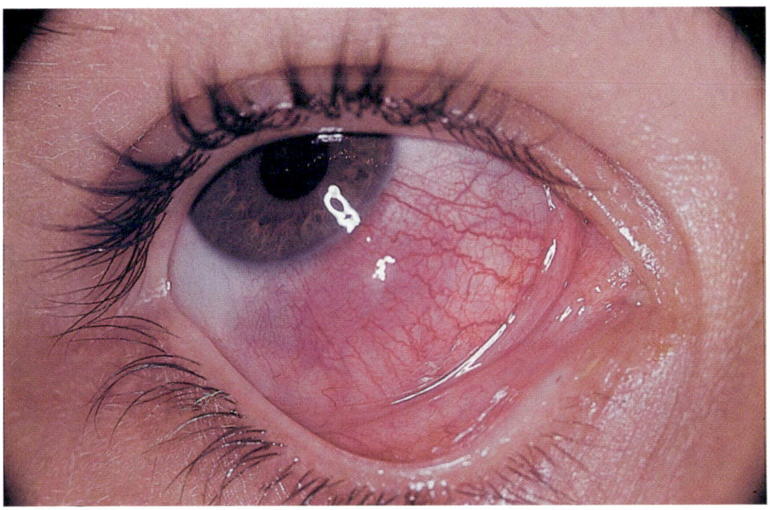

Abb. 11: Lederhautentzündung mit erhabener, umschriebener und geröteter Schwellung

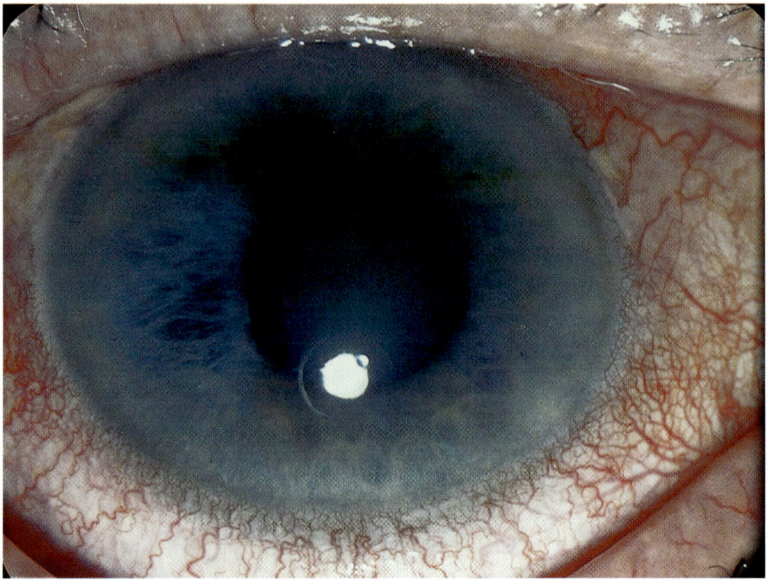

Abb. 12: Gerötetes Auge bei hohem Augeninnendruck durch ein Glaukom

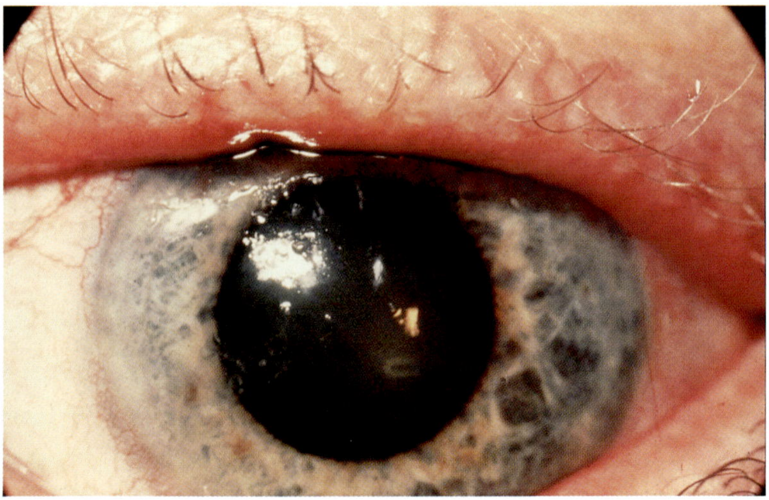

Abb. 14: Trockene Hornhautoberfläche bei „trockenem Auge“

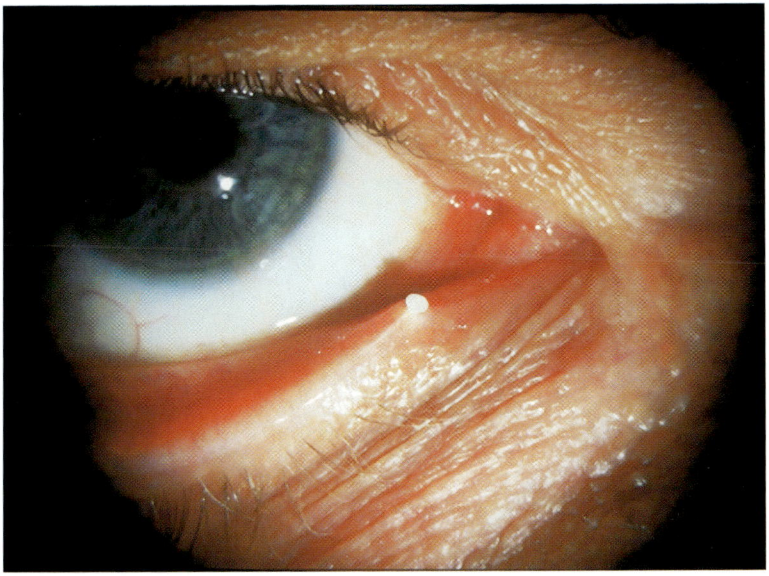

Abb. 17: Zeitlich begrenzte Verstöpselung des Tränenpünktchens mit einem sogenannten Punctum-plug, der als weißes Pünktchen am unteren Lidrand zu erkennen ist

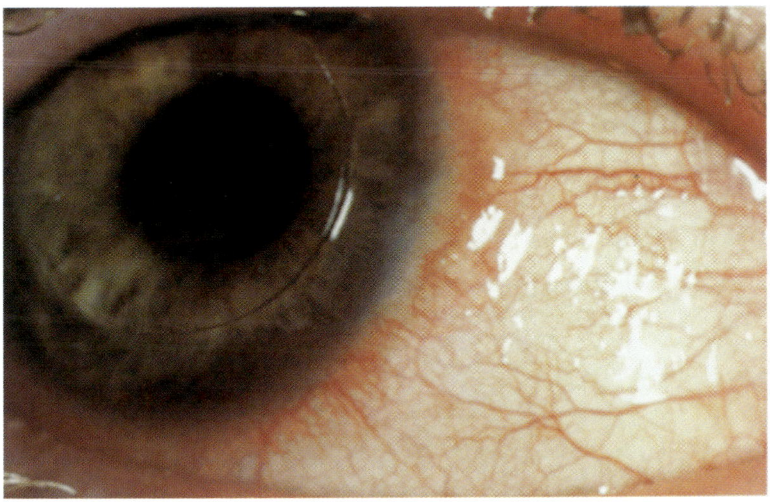

Abb. 19: Entzündung des Hornhautrandes durch Ablagerungen aus dem Tränenfilm auf der Oberfläche einer Kontaktlinse

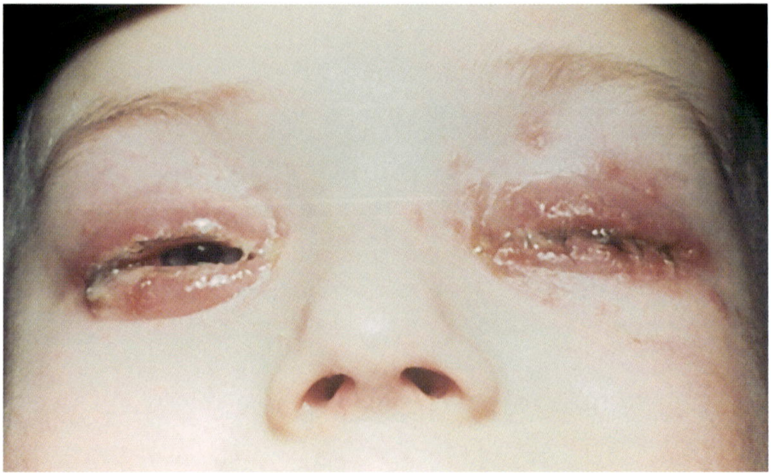

Abb. 20: Lidekzem bei einem Kind

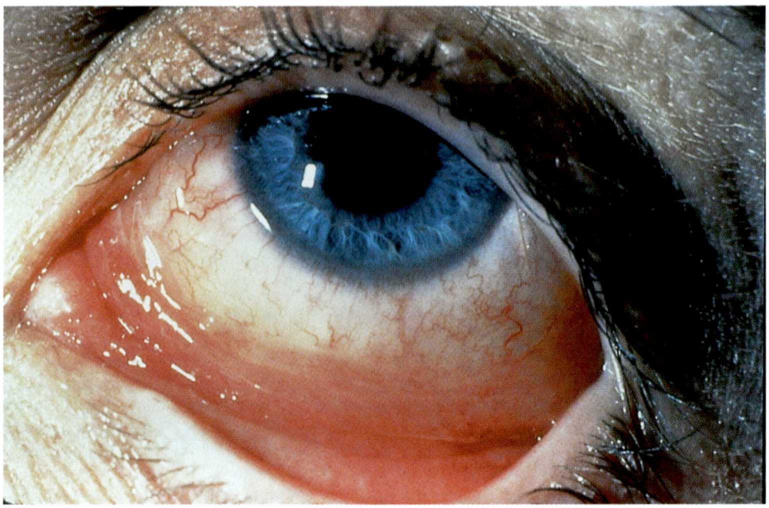

Abb. 21: Allergisch bedingte Rötung und Schwellung der Bindehaut

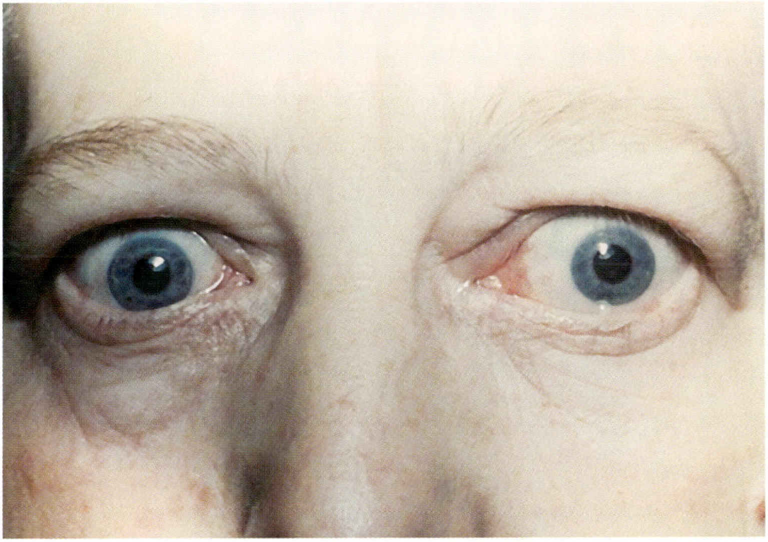

Abb. 22: Hervortreten beider Augäpfel (Exophthalmus) bei Überfunktion der Schilddrüse (Hyperthyreose). Bei Bindehautreizungen und vermehrter Tränenproduktion wurde früher von einem „Glanzauge“ gesprochen

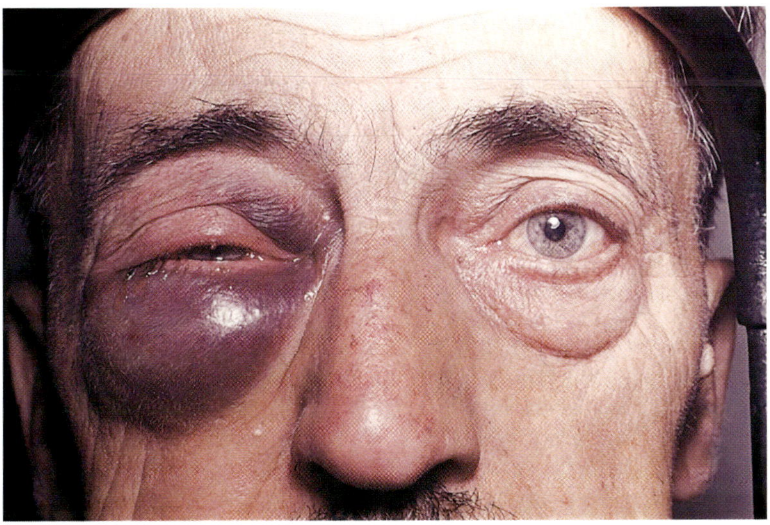

Abb. 25: Lidhämatom

Sachwörterverzeichnis

Bildnachweis

Wir danken der Firma ALCON PHARMA GMBH, Freiburg i. B., für die freundliche Überlassung folgender Abbildungen: 1, 2, 7, 9, 10, 12, 14, 15, 19, 21.
Alle anderen Abbildungen stellte der Autor zur Verfügung.